AF602716

PUBLICATIONS DU *PROGRÈS MÉDICAL*

DU
LAVAGE DE L'ESTOMAC
ET DE
L'ALIMENTATION ARTIFICIELLLE
DANS QUELQUES AFFECTIONS CHRONIQUES DE L'ESTOMAC.

PAR

M. A. BROCA

INTERNE DES HÔPITAUX.

PARIS

Aux Bureaux du PROGRÈS MÉDICAL
6, rue des Écoles

A. DELAHAYE et E. LECROSNIER
LIBRAIRES-ÉDITEURS
Place de l'École-de-Médecine

1882

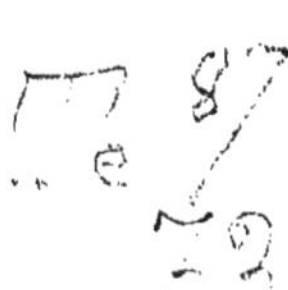

DU
LAVAGE DE L'ESTOMAC
ET DE
L'ALIMENTATION ARTIFICIELLE
DANS QUELQUES AFFECTIONS CHRONIQUES DE L'ESTOMAC.

La question du lavage de l'estomac est une de celles qui, depuis quelques années, occupent le plus les cliniciens, et cette thérapeutique a donné des résultats incontestables. Mais, quoi qu'il y ait plus de dix ans que Kussmaul ait indiqué cette méthode, c'est dans ces derniers temps seulement qu'elle a reçu, en France au moins, une application un peu étendue. Depuis un an environ, notre maître, M. Debove, a employé assez fréquemment ce mode de traitement, et, l'année dernière, notre collègue M. Bouicli, qui nous a précédé à l'infirmerie de Bicêtre, publiait dans le *Progrès médical* (n° 14, 2 avril 1881, p. 258) une note sur un malade atteint d'ulcère simple et rapidement guéri par le lavage de l'estomac. En outre, depuis la fin de l'année dernière, M. Debove a ajouté au lavage l'alimentation artificielle, et, pendant notre séjour à Bicêtre, nous avons été témoin de plusieurs guérisons promptement obtenues dans diverses affections gastriques. Ce sont ces résultats que nous nous proposons de publier. Plusieurs de ces malades ont été mis en traitement avant le 1er janvier de cette année, et nous remercions notre collègue, M. Wins, qui a bien voulu nous remettre le commencement de leur observation.

Ainsi, nous avons deux points à étudier : le lavage, alimentation.

On se propose deux buts quand on lave l'estomac. On cherche d'abord à nettoyer cet organe des impuretés qu'il contient ; et ensuite on essaie d'agir localement sur la muqueuse malade à l'aide de solutions diverses, qu'on peut alors verser dans la cavité du ventricule.

L'idée de débarrasser l'estomac de substances nocives n'est certes pas nouvelle, et des auteurs déjà assez anciens ont conseillé, dans les cas d'empoisonnement, d'aller avec une pompe extraire le liquide toxique. Boerhave a bien parlé d'injecter des liquides dans l'estomac, mais il n'a pas signalé la possibilité d'en retirer. C'est à Casimir Renault, en 1802 (*Essai sur les contre-poisons de l'arsenic*. Th. Paris, an X), qu'on attribue généralement cette invention. Dupuytren fit, en 1810, de nombreuses expériences pour démontrer l'innocuité de cette manœuvre. En 1833, Robert, chirurgien de l'hôpital Beaujon, pratiqua l'évacuation de l'estomac dans un cas d'empoisonnement. C'est même à lui que M. N. Guéneau de Mussy fit remonter la priorité dans une discussion à la Société de thérapeutique (27 octobre 1880). Mais MM. Bucquoy et Dujardin-Beaumetz rectifièrent l'erreur. Puis, en 1837, Lafargue publia un mémoire intitulé : *De la déplétion mécanique de l'estomac au moyen de la pompe stomacale dans le traitement des empoisonnements*. (*Bull. de Thérap.*, 1837, t. XII, p. 307-340).

Il y a donc en somme assez longtemps qu'on a retiré à l'aide de la pompe les liquides contenus dans l'estomac. Mais c'est Kusmaul qui, le premier, en 1867, appliqua cette méthode aux affections de l'estomac, et, en particulier, à la dilatation de cet organe. Il fit sa première publication sur ce sujet lors de la quarantième réunion des naturalistes et médecins allemands à Franckfort-sur-le-Mein (8-24 septembre 1867) (*Schmidts Jahrbüch.*, vol. CXXXVI, p. 386). Il trouva rapidement des adeptes en Allemagne ; ce furent d'abord Niemeyer, Bartels, plus tard Liebermeister. En 1868, P. Reich (de Stuttgart) exposa complètement l'état de la question à cette époque (1) ; au mois d'octobre de la même année, Kussmaul lut un travail sur ce point à la section fribourgeoise d'histoire naturelle, et enfin, en 1870, il inséra dans les *Archives de médecine* (2) la traduction d'un mémoire où ses principales observations sont publiées et commentées. Kussmaul avait obtenu par ce procédé de fort beaux résultats dans la dilatation de l'estomac. La méthode ne se vulgarisa cependant pas en France et la thèse de Louradour-Ponteil : « *Etude sur l'étiologie et la pathogénie des dilatations de l'estomac et sur leur traitement* », ne réussit pas à la mettre en lumière. Pour voir le lavage de l'estomac sérieusement mis à l'étude chez nous, il faut arriver à 1879. C'est alors que Faucher, dont les premiers essais remontent à 1878, fit à l'Académie de médecine (25 novembre 1879) une communication sur le procédé qu'il avait imaginé pour pratiquer le lavage de l'estomac. A partir de ce moment, la méthode de Kussmaul a peu à peu gagné du terrain ; M. Dujardin-Beaumetz qui, auparavant, n'en était pas enthousiasmé (*Leçons*

(1) *Die Magenpumpe und ihre Anwendung bei der Erkrankungen des Magens. Med. Correspondenzblatt des würtemb. arzt. Vereins*, 11 juin 1868. Et dans le même ouvrage : *die Anwendung der. Magenpumpe bei chron. Erkrankungen d Magens*, 30 juin 1868.

(2) *Arch. gén. de méd.*, 1870, t. I., p. 445 et 557.

de clinique thérapeutique, 2e fascicule, p. 416), n'a pas tardé à s'y rallier. Nous signalerons encore un mémoire important de Bucquoy (*Gaz. hebd. de Méd. et de Chir.* 1880, p. 691, 705, 726) et plusieurs discussions à la *Société de thérapeutique* (13 et 27 octobre 1880). En somme, pendant longtemps, le lavage de l'estomac fut peu employé en France ; sans doute quelques médecins y avaient recours, mais ces tentatives restaient isolées, tandis qu'actuellement elles tendent manifestement à se généraliser et on peut prévoir le moment où ce traitement entrera dans la pratique courante, non seulement pour la dilatation de l'estomac, mais encore pour un grand nombre de dyspepsies et d'affections chroniques de l'estomac.

Lorsque Kussmaul fit ses premiers essais, il employa une pompe à la fois aspirante et foulante, adaptée à un tube assez rigide. On eut par ce procédé quelques accidents : Ziemssen vit la muqueuse de l'estomac être aspirée dans les yeux de la sonde et subir ainsi des déchirures; Wiesner fut témoin d'une hémorrhagie assez abondante produite par le même mécanisme.

Pour éviter ces dangers, on conseille de ne pas vider complètement l'estomac, d'y laisser une certaine quantité de liquide. Mais, dans la crainte que ces précautions ne soient insuffisantes, Jurgensen, Schiffner, Hodgen, Ziemssen, L. Rosenthal cherchèrent à supprimer la pompe et à vider l'estomac à l'aide d'un tube faisant siphon, comme déjà un américain, Somerville, l'avait proposé. Ils inventèrent ainsi des appareils plus ou moins compliqués, et il est incontestable que le tube de Faucher, dont nous n'entreprendrons pas la description, réalise aussi simplement que possible l'application du siphon au lavage de l'estomac. M. Debove y a apporté une modification qui semble rendre l'emploi de ce tube plus facile. Le malade doit déglutir lui-même, dès le premier jour, le tube de Faucher; or, il est des sujets chez lesquels cela est, au début, extrêmement pénible, voire impossible. On sera donc plus sûr de réussir l'introduction si, à la volonté du patient, on substitue celle du médecin. Aussi, l'appareil de M. Debove se compose de deux parties réunies par un ajutage : un tube en caoutchouc rouge muni d'un entonnoir, et une grosse sonde molle, en caoutchouc également, percée à son extrémité de deux fenêtres latérales. On introduit dans cette sonde un mandrin légèrement flexible, recourbé à son extrémité. Cela permet de contourner facilement la base de la langue et d'introduire immédiatement dans le pharynx l'extrémité de la sonde. Puis, maintenant le mandrin en place avec la main droite et s'en servant comme de conducteur, l'opérateur pousse peu à peu la sonde de la main gauche, en recommandant au malade de faire quelques mouvements de déglutition et en ayant soin de ne pas dégaîner le mandrin. Nous avons déjà souvent fait et vu faire cette manœuvre, soit sur des phthisiques soumis à l'alimentation artificielle, soit sur des sujets soumis au lavage, et nous avons toujours vu le cathétérisme réussir dès la première séance. Une fois la sonde en place, on y fixe le tube à entonnoir et dès lors l'appareil fonctionne identiquement comme le tube de Faucher. Les jours suivants, lorsque le malade est habitué, quand les réflexes pharyngiens sont calmés, le patient arrive bien vite à avaler le tube sans avoir recours au mandrin.

Ainsi, M. Debove préfère le siphon à la pompe. D'autres auteurs au contraire sont partisans de la pompe, et en particulier MM. Dujardin-Beaumetz et Germain Sée. D'après M. Dujardin-Beaumetz, vu le remous que produit forcément le jeu d'une pompe à double effet, le lavage est plus complet avec la pompe et nécessite une moindre quantité de liquide (*Soc. de Thérap.*, 13 octobre 1880). Pour M. Sée, on évacue plus facilement le contenu du grand cul-de-sac dans lequel les liquides ont tendance à stagner, comme dans le bas-fond de la vessie. Mais, qu'importe qu'on ait besoin de faire passer dans la cavité stomacale un litre de liquide en plus ou en moins? Et quant à la difficulté de vider le grand cul-de-sac, il faut remarquer que le tube du siphon est parfaitement flexible, se plie dans tous les sens, va plonger aisément dans tous les recoins; il suffit pour cela de le retirer ou au contraire de l'enfoncer un peu lorsqu'on voit l'écoulement cesser. D'ailleurs, les sondes vésicales en caoutchouc ne vident-elles pas le bas-fond de la vessie? Les inconvénients reprochés au siphon ne nous semblent donc pas justifiés; il n'en est certes pas de même des dangers auxquels expose la pompe. Nous rappellerons les faits déjà cités de Ziemssen, de Wiesner.

Sans doute, M. Sée dit que la pompe « n'a jamais le moindre inconvénient si on la manie doucement, avec précaution ; » mais il n'en reste pas moins vrai qu'on est exposé à quelques accidents pour peu qu'on manque d'habitude. Aussi nous donnons, et de beaucoup, la préférence au siphon, et en particulier au tube tel que l'a fait construire M. Debove. L'innocuité de l'opération est complète; et en outre le malade peut arriver rapidement à se laver tout seul l'estomac, et ce n'est déjà pas un mince avantage pour des affections où il faudra quelquefois faire le lavage pendant des mois, et plusieurs fois par jour.

Outre le lavage proprement dit, on introduit dans l'estomac des solutions médicamenteuses. Les substances les plus diverses ont été employées dans ce but. Nous citerons par exemple le permanganate de potasse, utilisé dans quelques cas où le contenu de l'estomac exhalait une odeur putride. Mais nous ne ferons même pas la simple énumération de ces substances. M. Debove emploie exclusivement l'eau de Vichy artificielle. Après avoir fait passer dans l'estomac une quantité d'eau tiède simple suffisante pour que le liquide sorte sensiblement limpide, le lavage est achevé avec un litre ou deux de solution de bicarbonate de soude.

Quoiqu'il en soit du procédé adopté, il reste acquis que le lavage de l'estomac donne des résultats réellement merveilleux dans un grand nombre d'affections. Il nous faut voir maintenant en quelques mots quelques-unes des indications et des contre-indications de ce traitement.

Nous ne rappellerons que pour mémoire ce que nous avons dit au sujet des empoisonnements. Inventé à ce propos, le lavage de l'estomac n'a guère été employé pour cela, malgré l'expérience probante faite sur lui-même, au commencement de ce siècle, par un médecin anglais, Edward Jukes. Cependant, cette question a été agitée le 13 octobre 1880 à la Société de thérapeutique. M. C. Paul s'est déclaré partisan de l'évacuation mécanique du produit toxique accumulé dans le ventricule; M. Féréol a dit avoir tenté une fois cette manœuvre, mais avoir été arrêté par les difficultés qu'a présenté la déglutition du siphon. Cela n'eût pas eu lieu avec la sonde à mandrin.

Dans un grand nombre de dyspepsies, le traitement par le lavage rend des services signalés. Et ici nous allons entrer dans le détail de nos observations personnelles. Nos deux premières observations, en effet, semblent devoir être rangées parmi les dyspepsies sans cause bien appréciable. Nous serons bref ici sur ce qui a rapport à l'alimentation artificielle, question que nous traiterons à part et d'ensemble.

Observation I. — Lacombe Henri, âgé de 41 ans, entre le 8 décembre salle Bichat, n° 1.

Les antécédents personnels sont nuls. Le malade dit avoir beaucoup fumé, mais il nie tout excès alcoolique en tout cas, on ne peut constater de signes appréciables d'alcoolisme. Au mois d'août 1880, les digestions deviennent difficiles ; après le repas, il persiste pendant quelques heures des pesanteurs d'estomac quelquefois douloureuses, et, pendant ce temps, des régurgitations acides se font sentir.

En septembre, les vomissements commencent ; le matin, presque journellement des pituites se manifestent, et, presque régulièrement les aliments sont rendus après le repas. Le malade traîne ainsi, maigrissant et perdant ses forces ; il lui est impossible de garder n'importe quel aliment ; le lait même est rejeté quelques heures après l'ingestion.

8 *décembre.* Lacombe entre à l'infirmerie de Bicêtre comme malade temporaire. Un examen fait avec soin ne peut faire découvrir aucune lésion organique du côté de l'estomac ; les poumons, le cœur, les reins sont sains.

9 *décembre.* On commence le lavage, qui est fait d'aborc avec quelques litres d'eau simple tiède, puis terminé aved de l'eau de Vichy artificielle.

Du 9 au 12 *décembre*, le lavage est ainsi fait matin et soir et est suivi de l'introduction par le tube d'un litre de lait. Pendant ces trois jours, l'estomac se déterge de plus en plus, et, le 12 décembre, l'amélioration est considérable. Le malade n'a plus de régurgitations acides et à peine se plaint-il de ces pesanteurs d'estomac dont il souffrait depuis quatre mois. Aussi, le 12 décembre, ajoute-t-on à chaque repas 100 grammes de viande crue.

13 *décembre.* Le régime de la veille a été parfaitement supporté. On ajoute deux œufs par repas.

Du 13 au 19 *décembre.* Aucun accident ne survenant, le malade ne se plaignant plus du tout de son estomac, on porte progressivement le nombre des œufs à dix par jour.

Le 26 *décembre*, M. Debove introduit par le tube dix œufs à chaque repas, (vingt œufs dans la journée), en supprimant la viande. La digestion n'a été entravée par aucun accident.

Le 27 *décembre*, le régime ordinaire est repris. — A partir de ce moment jusqu'au 10 *janvier* 1882, la dose de viande a été progressivement portée à 400 grammes par jour.

10 *janvier*. On a cessé tout lavage, la tolérance de l'estomac a été parfaite jusqu'au 19 janvier.

Le 20 *janvier*, le malade sort sur sa demande.

Nous pouvons donc conclure que cette dyspepsie rebelle, ayant duré quatre mois, a été rapidement et complètement guérie par le lavage et que le malade est arrivé, en moins d'un mois, à prendre et à bien digérer des quantités réellement considérables de nourriture. Malheureusement, la feuille où les poids journaliers de Lacombe se trouvaient consignés en présence des variations de régime a été égarée. Nous sommes donc réduit à quelques poids épars consignés dans le courant de l'observation. Ainsi, nous voyons que, le 13 décembre, le malade pesait 52 kil. 500; le 26, il arrivait à 53 kil., et quand Lacombe est sorti son poids était de 56 kilogr.

Notre seconde observation est plus complexe. Elle a pour sujet un malade condamné au lit depuis longtemps par une paraplégie et profondément débilité. Chez lui, le traitement a été plus difficile; il a néanmoins été suivi d'une amélioration incontestable.

Observation II.—Gometz Charles, âgé de 39 ans, cordonnier, entré le 24 novembre 1881, salle Bichat, n° 25.

Ce malade est entré à Bicêtre comme administré; il est atteint d'une paraplégie et garde absolument le lit. Depuis quelque temps déjà, les digestions sont devenues difficiles; l'appétit est presque nul. Vers le 10 décembre, les douleurs augmentent d'intensité; elles commencent après le repas et durent environ cinq à six heures.

15 *décembre*. Il commence à vomir les aliments quelques heures après leur ingestion.

Du 20 au 30 *décembre*, les vomissements se renouvellent plusieurs fois par jour. Le malade ne peut garder aucune nourriture et vomit même le lait; il rend, en outre, une grande quantité de liquide clair et filant, mais il n'y a jamais eu dans les matières rejetées de sang rouge ou noir. L'amaigrissement est rapide. On ne peut distinguer à la palpation aucune tumeur de l'estomac; la pression au creux épigastique est douloureuse. Le cœur, le poumon, les reins sont sains.

31 *décembre*. Le lavage de l'estomac est fait pour la première fois et donne issue à une grande quantité d'im-

puretés ; il est suivi de l'introduction d'un demi-litre de lait; ce repas est bien digéré. Le cathétérisme a été assez difficile.

1er *janvier* 1882. Le lavage est fait de nouveau. On retire des liquides colorés en jaune et d'odeur acide. Comme la veille, on verse dans l'estomac un demi-litre de lait qui est encore bien digéré. Le malade ne souffre presque plus et n'a plus de vomissements.— Poids : 44 k. 500.

2 *janvier*. Le lavage est fait matin et soir et est suivi chaque fois d'un repas composé d'un litre de lait. Le malade digère sans douleur et sans vomissement: mais il a de la diarrhée pendant la journée et la nuit. Poids : 44 k. 500.

3 *janvier*. Le lait ayant provoqué de la diarrhée est remplacé par une quantité égale de bouillon et on ajoute à chaque repas deux œufs crus. Poids : 44 k. 600. Ce régime est maintenu du 3 au 5 janvier.

Le 4 et le 5 *janvier*,le malade pèse 44 k. 700 et 44 k. 900. Le lavage continue toujours à retirer de l'estomac une assez grande quantité de détritus et le catéthérisme est encore assez pénible pour le malade.

6 *janvier*. On ajoute un œuf à chaque repas. Poids : 45 k. 200.

7 *janvier*. Même régime. Poids : 46 k.

8 *janvier*. Un œuf de plus par repas. Poids 46 k. 500.

9 *janvier*. Même régime. Poids : 46 k. 500.

10 *janvier*. La ration est augmentée d'un œuf par repas. Poids : 46 k. 700.

11 *janvier*. Même régime. Poids : 46 k. 400.

12 *janvier*. Les œufs sont remplacés par 80 grammes de poudre de foie. Poids : 46 k. 500.

13 *janvier*. La poudre de foie est portée à 100 grammes. Poids : 46 k. 500. La digestion du repas du matin a été assez pénible.

14 *janvier*. Même régime. Poids : 46 k. 900. Mais la digestion se fait mal et le lavage du soir montre qu'en effet le repas du matin n'a pas été digéré. Aussi, à la visite du soir, au lieu de poudre de foie, je verse dans l'estomac un demi-litre de bouillon et cinq œufs.

15 *janvier*. Le repas d'hier soir a été bien digéré. Aujourd'hui, chaque repas se compose d'un demi-litre de bouillon et cinq œufs. Poids : 46 k. 500.

16 *janvier*. Même régime, même poids. Mais le malade se plaint d'une grande diarrhée. Aussi met-on dans ses

repas du sous-nitrate de bismuth et quelques gouttes de laudanum.

17 *janvier*. La diarrhée est arrêtée. Poids : 46 k. 700. Le régime se compose d'un litre de bouillon, huit œufs et 100 grammes de poudre de foie.

18 *janvier*. Même régime. Poids : 47 k. 100.

19 *janvier*. Poids : 47 k. 500. Le soir, le malade se plaint d'une diarrhée intense.

20 *janvier*. Poids : 48 k. 300. Pour obvier à la diarrhée, on fait prendre au malade du bismuth et du laudanum. En outre, le régime est changé. Le malade prend un litre de lait et dix œufs. A la visite du soir, la diarrhée est arrêtée. Le repas du matin a été bien digéré et le liquide du lavage est assez propre. Le même régime sera continué les jours suivants :

21 *janvier*. Poids : 47 k. 500.

22 *janvier*. Poids : 48 k. 600. Mais le passage de la sonde est resté pénible pour le malade qui, ce matin, refuse absolument de se laisser faire le lavage et demande à être remis au régime de l'infirmerie.

Dès lors, le malade ne fut plus alimenté. Il mangeait à peine ; la digestion était pénible, accompagnée de douleurs. Gometz se mit à dépérir de nouveau.

Le 24 *janvier*, il ne pesait plus que 46 kil. 500 ; le 26, il était réduit à 45 kil. 500. C'est dans cet état qu'il sortit sur sa demande pour aller en congé dans sa famille.

Il est donc évident que le sujet de l'observation précédente a été considérablement soulagé par le lavage et l'alimentation artificielle. Le seul accident qui soit survenu est la diarrhée qui, à plusieurs reprises, a fait changer le régime. Mais les vomissements avaient complètement cessé ; les douleurs stomacales avaient disparu, ou à peu près. Et cette amélioration s'est traduite en chiffres par les poids ; le malade, du 1er janvier au 22, étant passé de 44 kil. 500 à 48 kil. 600, soit une augmentation de 4 kil. 300 en 21 jours, c'est-à-dire une moyenne de plus de 200 grammes par jour. Et dès que le traitement a été suspendu, ce gain a eté vite reperdu. Une quinzaine de jours plus tard, nous avons eu indirectement des nouvelles de Gometz. Il paraît qu'il a été de mal en pis et semblait devoir mourir à brève échéance. Nous croyons pouvoir dire que, malgré la gravité du cas, nous aurions enrayé les accidents gastriques si l'inintelligence du malade ne l'avait conduit à faire cesser le traitement.

Voici donc deux observations qui démontrent l'efficacité du traitement dont nous nous occupons dans des dyspepsies sans cause, sans lésions connues. Les résultats ne sont pas moins bons lorsqu'on se trouve en présence de lésions chroniques bien avérées.

La dilatation de l'estomac est l'affection qui a servi de point de départ à la méthode. Nous n'en avons pas recueilli d'observation et nous nous bornerons à rappeler les succès remarquables que Kussmaul a publiés en 1870, dans les *Archives de Médecine*. Mais la dilatation de l'estomac est un symptôme plutôt qu'une maladie, symptôme qui, il est vrai, acquiert une grande importance et devient le but principal contre lequel on doit diriger les efforts de la thérapeutique. Or, on conçoit fort bien que, si la cause en est un cancer du pylore, ou un rétrécissement cicatriciel de cet orifice à la suite d'un ulcère simple ou d'une corrosion par un acide, on conçoit fort bien, dis-je, que le lavage de l'estomac, excellent contre la dilatation, soit impuissant contre la lésion causale. Mais, il n'en reste pas moins certain que, par ce mode de traitement, on soulage le malade et que, si l'issue doit être fatale, on recule une fin qu'on a déjà rendue plus douce. Ainsi, dans le mémoire de M. Bucquoy, nous relevons deux observations de rétrécissement du pylore, dans un cas à la suite de l'ingestion d'acide nitrique, dans l'autre à la suite d'un cancer. Dans les deux cas, les souffrances furent allégées, la mort fut manifestement retardée. Et l'amélioration passagère qui fut obtenue s'inscrivit dans les poids. Dans la première de ces deux observations nous relèverons un fait :

le premier des malades de M. Bucquoy est mort phthisique. Nous aurons à rapprocher cela de ce que nous avons observé sur un de nos malades.

Ainsi, pour le cancer, la question est à peu près jugée ; on admet généralement que l'intervention par le lavage est utile. A la Société de thérapeutique (octobre 1880), MM. Dujardin-Beaumetz, Bucquoy s'y sont montrés favorables. D'autre part, dans son *Traité des dyspepsies*, M. Sée est également partisan de ce traitement, que le cancer siège ou non au pylore, soit ulcéré ou non ulcéré. Et il ajoute même que, dans bien des cas, ce traitement devra servir à asseoir le diagnostic. Souvent, en effet, il est difficile de savoir si une dyspepsie chronique relève ou non d'un cancer ; si, dans la cachexie d'un individu atteint de troubles gastriques graves, il faut invoquer la diathèse cancéreuse ou seulement la dénutrition que cause l'affection stomacale. Il est bien évident que, dans un cas semblable, qui est loin d'être exceptionnel, le lavage pourra servir de pierre de touche. S'il n'y a pas de cancer, en effet, on arrivera par ce procédé à un rétablissement complet.

Les auteurs considèrent donc, en général, que le lavage est indiqué en cas de cancer, même quand des hématémèses ont démontré que ce cancer est ulcéré. Mais l'ulcère simple, fût-il cicatrisé, a été quelquefois considéré comme une contre-indication absolue et on a craint, par le pompage et même par le siphon, de compléter la destruction d'une paroi vasculaire et de provoquer une hémorrhagie. Est-ce donc qu'un ulcère saigne bien plus facilement qu'un cancer? Sans doute, quand on laisse les deux au repos, l'ulcère expose bien plus aux hémorrhagies foudroyantes ; mais un cancer ulcéré que l'on touche, sur lequel on pratique une aspiration, saigne abondamment, quel que soit d'ailleurs son siège, et nous ne voyons pas pour quelle raison l'estomac aurait le privilège d'avoir des ulcères cancéreux où les hémorrhagies seraient difficiles à provoquer par le contact ou le pompage. En réalité, le lavage n'est pas plus contre-indiqué dans l'ulcère que dans le cancer, et cela est parfaitement démontré par les observations. Dans le mémoire de Kussmaul, d'abord, nous voyons que cet auteur n'a aucune des craintes de certains médecins qui redoutent même de voir se rompre une cicatrice déjà fermée. La plupart des faits de Kussmaul se rapportent il est vrai à des ulcères cicatrisés, mais Kussmaul ne se demande pas si il y a ou non cicatrisation ; il se borne à rechercher s'il y a dilatation, et, quoi qu'il opère avec la pompe, il n'a pas signalé d'accident. D'autre part, nous rappellerons l'observation communiquée par M. Bucquoy à la Société de thérapeutique : par le lavage, les vomissements cessèrent, et, du 7 au 17 août 1880, le malade passa de 52 kilogr. à 60 (séance du 27 octobre 1880). Nous allons enfin rapporter succinctement, d'après le *Progrès médical* (1881, p. 258), l'histoire du malade que notre ami M. Bouicli a observé l'an dernier et qui est rentré il y a quelque temps au n° 19 de la salle Bichat.

Il s'agit d'un nommé Carjat, menuisier, âgé de 54 ans. Le diagnostic d'ulcère simple ne peut être révoqué en doute. Des hématémèses abondantes se sont manifestées à cinq ou six reprises différentes ; dans l'intervalle, le malade a eu des vomissements glaireux et bilieux ; il a souffert en outre de douleurs épigastriques intenses. Il arriva ainsi, en janvier 1881, au marasme le plus complet et semblait destiné à mourir sous peu. Or, en six semaines, le lavage le remit complètement sur pied ; tout trouble gastrique avait disparu et le poids du malade avait augmenté de 3^k,500. Aujourd'hui, le malade se trouve de nouveau à l'infirmerie de Bicêtre et nous allons compléter, mais en quelques mots seulement, ce que M. Bouicli nous a déjà appris sur lui. L'observation que nous avons en vue est, en effet, complexe. Le malade, comme nous allons le voir, est devenu tuberculeux et ce fait, du plus haut intérêt d'ailleurs, ne doit pas nous occuper ici.

Au milieu de mars 1881, Carjat sortit donc de l'infirmerie. Il était sensiblement guéri, mais restait encore faible. Rentré chez lui, il continua à se laver l'estomac deux fois par jour, manœuvre qu'il avait appris à pratiquer facilement. Il pouvait ainsi travailler. De temps en temps, quelques douleurs survenaient ; alors Carjat retirait avec son tube les liquides qui lui surchargeaient l'estomac. Les vomissements ne se sont jamais reproduits. Au bout de quelque temps, le malade a cessé les lavages réguliers, il se bornait à se laver quand il ressentait quelque pesanteur à l'épigastre. Mais, quoique les symptômes graves eussent disparu, la nutrition s'est progressivement altérée. Carjat, en effet, n'a pas continué un régime spécial. Sans doute, quand il était à l'infirmerie, il n'était pas suralimenté, ni même alimenté artificiellement; mais il prenait comme nourriture du lait, des œufs, de la viande crue. Une fois hors de Bicêtre, il ne fit certainement pas d'excès, mais il prit la nourriture de tout le monde. C'est dans ces circonstances que se déclara une bronchite. Le malade ne s'en occupa d'abord pas. Mais bientôt il maigrit, eut des sueurs la nuit, toussa et cracha de plus en plus. Considérablement affaibli, il rentra à l'infirmerie de Bicêtre le 9 mai 1882. Nous constatons alors au sommet gauche des craquements humides nombreux; au sommet droit tous les signes d'une excavation assez vaste. — Nous n'insisterons pas davantage sur ce fait : il nous montre que la dénutrition est arrivée à faire développer la tuberculose, tandis que, inversement, nous avons de nombreuses observations faisant voir que par la suralimentation on enraye la marche de cette terrible affection; mais ce n'est pas le lieu d'entrer dans des détails à ce sujet. De l'histoire de Carjat nous retiendrons seulement que ce malade a été considérablement amélioré l'année dernière par le lavage et par un régime approprié. A ce moment M. Debove ne pratiquait pas encore l'alimentation artificielle. Aussi, Carjat n'était pas suralimenté. Aujourd'hui, au contraire, en vue de sa phthisie, il est suralimenté, et son estomac, quoique atteint d'ulcère simple, digère des doses réellement colossales de nourriture.

Nous commenterons plus loin ce résultat. Ici, nous nous bornerons à mettre en regard les doses d'aliments et les poids.

Du 10 au 18 *mai*. Régime : 3 litres de lait, 6 œufs, 180 gr. de poudre de viande.

Poids :	10 *mai*	64 k. 300
—	11 —	64 k. 200
—	12 —	62 k. 700
—	13 —	62 k. 400
—	14 —	62 k.
—	15 —	62 k. 100
—	16 —	62 k. 800
—	17 —	64 k.

Ainsi, pendant quelques jours, l'amaigrissement a continué, et cela est naturel. Mais, à partir du 14 mai, l'augmentation a commencé et ne s'est plus démentie.

Du 18 au 23 *mai*. Régime : 3 litres de lait, 6 œufs, 200 gr. de poudre de viande.

Poids :	18 *mai*	63 k.
—	19 —	63 k. 100
—	20 —	63 k. 400
—	21 —	62 k. 200
—	22 —	62 k. 500
—	23 —	63 k. 700

Du 23 au 30 *mai*, la poudre de viande est portée à 210 gr. par jour.

Poids :	24 *mai*	63 k.
—	25 —	63 k. 500
—	26 —	64 k.
—	27 —	64 k. 500
—	28 —	64 k. 800
—	29 —	55 k. 800
—	30 —	65 k. 500

Du 30 *mai* au 1er *juin*. 240 gr. de poudre de viande.

Poids :	31 *mai*	64 k. 500
—	1er *juin*	64 k. 700

Enfin, le deux *juin*, la ration est portée à 300 gr.

de poudre de viande, toujours avec 6 œufs. Cette dose ne sera probablement pas dépassée.

Poids : 2 *juin* 65 k. 500
— 3 — 65 k. 100
— 4 — 65 k.

Le minimum ayant été de 62 kil. Carjat est donc en 15 jours arrivé à 65 kil. environ, et, depuis le 28 mai, il se maintient à peu près à ce poids (1).

Nous pouvons déduire de cette observation que, ni le lavage de l'estomac, ni même la suralimentation ne sont contre-indiqués dans l'ulcère simple, du moins à la période où se trouvait ce malade, c'est-à-dire à la période de cicatrisation, les hématémèses ne s'étant pas produits depuis assez longtemps. Si, en effet, on introduisait de fortes doses d'aliments pendant la période des hématémèses, on pourrait provoquer des accidents sérieux.

Nous allons enfin terminer par l'étude d'une affection dans laquelle, dit M. Dujardin-Beaumetz, le lavage est souverain (*Soc. de Thérap.* 13 octobre 1880). Nous voulons parler de la gastrite alcoolique. M. C. Paul a présenté à la Société de thérapeutique, le 27 octobre 1880, un malade qu'il a guéri par le lavage, et nous même venons d'observer à Bicêtre un malade dont le rétablissement a été prompt et complet.

Observation III.—Hémerlin Jean, âgé de 37 ans, argi-

(1) Nous avons quitté le service de M. Debove le 4 juin. Mais, notre collègue, M. Lubet-Barbon, vient de nous communiquer une note sur l'état où se trouve actuellement Carjat. Le résultat continue à être excellent, comme les chiffres le démontrent. La dose de nourriture est restée la même, avec quelques modifications de temps à autre, et, le 22 juillet, le poids a atteint 67k500, chiffre autour duquel il oscille depuis une quinzaine de jours. L'état des poumons est aussi satisfaisant que possible et Carjat peut être considéré comme guéri simultanément de son ulcère simple et de sa phthisie.

leur, entré le 30 mars 1882, salle Bichat, n° 21. Hémerlin a été fortement strumeux dans sa jeunesse, et cette affection lui a laissé de nombreuses marques. Etant jeune, il a eu beaucoup de gourme; pendant son enfance, il a été fréquemment atteint de maux d'yeux. A l'âge de 14 ans, ont débuté des accidents intenses; le malade a eu toute une série de tumeurs blanches, d'abcès froids. Nous trouvons le cou couturé de cicatrices; la hanche gauche et le coude droit sont ankylosés; à la face interne du tibia gauche se voit une cicatrice brunâtre, adhérente à l'os. Ces suppurations multiples ont duré pendant environ quatre ans.

Les antécédents alcooliques sont forts nets. Hémerlin buvait environ trois litres de vin par jour, et, en outre, faisait des orgies fréquentes. Il y a longtemps déjà, il a eu des pituites le matin. Puis, il y a cinq ou six ans, il a eu pendant une semaine environ des douleurs gastralgiques intenses, sans vomissements, qui ont assez bien guéri. Cependant, à partir de ce moment, quelques troubles digestifs ont persisté et en particulier le malade a gardé une tendance à la constipation.

Les accidents actuels remontent à quatorze mois environ. Quelques jours après un refroidissement et après une rixe où il reçut de nombreuses contusions, sans que les troubles digestifs antérieurs se fussent aggravés, Hémerlin s'est mis à avoir, après chaque repas, des douleurs gastriques intenses qui ne cessaient que par le vomissement. Les douleurs étaient atroces; elles partaient de la région épigastrique et s'irradiaient en demi-ceinture, à droite, jusque dans le dos. Seul, le laitage était toléré, et encore pas toujours. Le vomissement était précédé de renvois acides; les matières vomies, constituées par le repas non digéré, n'étaient pas amères, mais fortement acides et causaient une sensation de brûlure à leur passage dans l'œsophage et le pharynx. Ces accidents ont duré pendant six semaines environ, sans que le malade se soignât; au bout de ce temps, il s'est fait traiter, et, depuis lors, il a pris du bicarbonate de soude associé tour à tour à la rhubarbe, à la jusquiame, au chlorhydrate de morphine; on a obtenu ainsi, de temps en temps, quelques jours de répit. En même temps, le malade s'était astreint à un régime assez régulier; le matin, il mangeait de la viande; mais, le soir, il ne prenait que du lait dans lequel il écrasait un peu de pain et quelques pommes de terre. Il buvait environ 2 litres de lait par jour.

Enfin, dans ces derniers temps, tout est devenu inutile.

Les douleurs sont incessantes ; les vomissements se répètent; les forces s'épuisent, et, huit jours après avoir suspendu tout travail, le 30 mars 1882, le malade entre à l'hospice de Bicêtre.

Nous le trouvons, le 31 mars, faible, amaigri, ne pouvant prendre aucune nourriture sans souffrir horriblement. Deux heures après le repas du matin, il est pris de douleurs telles qu'il se roule par terre ; les douleurs, semblables à celles que nous avons déjà décrites, durent jusqu'au milieu de la nuit, accompagnées de pyrosis, de nausées fréquentes. Puis, vers deux ou trois heures du matin, le malade vomit et se trouve alors soulagé.

La palpation de l'épigastre n'est pas douloureuse et ne fait constater aucune tumeur. Langue blanche, bouche amère, perte d'appétit, constipation. Les palpitations de cœur sont fréquentes, mais l'auscultation ne révèle aucun souffle. Souvent le malade a des céphalalgies occupant tout le côté gauche de la tête et coïncidant avec les crises gastriques.

Après quelques jours d'expectation, M. Debove met ce malade au traitement par le lavage de l'estomac et l'alimentation artificielle. Le traitement a été commencé le 5 avril.

5 *avril. Matin.* Le cathétérisme de l'œsophage se fait très facilement. Le lavage est pratiqué avec de l'eau tiède d'abord et est terminé par un pot d'eau de Vichy artificielle. Il sort ainsi de l'estomac une quantité assez considérable de détritus alimentaires à peine attaqués par le suc gastrique, exhalant une odeur acide très désagréable. On introduit ensuite par la sonde un demi-litre de lait. P. 56 k. 900.

Soir. Le lait pris ce matin a été parfaitement supporté. Mais, cette après-midi, le malade a bu du bouillon. Cette ingestion a été suivie d'une crise gastralgique, puis de vomissement. Lavage. Pas d'alimentation.

6 *avril. Matin.* L'eau du lavage sort propre après deux pots d'eau simple et un pot d'eau de Vichy. Introduction d'un demi-litre de lait et de 50 gr. de poudre de viande. Dans la journée, le malade boira 2 litres de lait. P. 54 k. 900.

Soir. Le malade s'est bien porté jusqu'à 2 heures et demie. Alors, les douleurs ont commencé. Un lavage a été fait à 4 heures et a retiré de l'estomac un liquide très chargé de détritus. Introduction d'un demi-litre de lait.

Matin. Le malade s'est bien trouvé hier soir pendant une heure environ après le lavage. A 5 heures, il a eu une crise douloureuse intense, après laquelle il a vomi un peu.

Les douleurs, un peu diminuées,ont duré jusqu'à 9 heures du soir ; à ce moment,le malade a vomi copieusement et a été soulagé pour le reste de la nuit. Ce matin, le lavage est assez propre. Poids 55 k. 300.

En présence de cette persistance des troubles gastriques, vu l'insuffisance du lavage fait selon la méthode ordinaire, M. Debove changea le traitement. Au lieu de deux lavages suivis chacun d'un repas, il fut ordonné que le malade ne serait lavé et alimenté que le matin à la visite. Le régime se composera de 1 litre de lait et 100 gr. de poudre de viande. Puis, comme les troubles de la digestion résultent de l'accumulation dans l'estomac des résidus altérés des repas antérieurs, on devait vider l'estomac à l'aide de la sonde dès que les douleurs commenceraient. Ce mode de traitement n'est d'ailleurs pas des plus récents. S'il n'a pas été appliqué d'une façon régulière, on peut trouver quelques malades qui s'en sont bien trouvés. Kussmaul cite un de ses patients qui se soulageait ainsi de temps à autre à l'aide de la pompe stomacale ; nous venons de voir que Carjat en faisait autant avec son siphon. Quant à Hémerlin, sa douloureuse expérience l'avait conduit, déjà depuis deux mois environ,à quelque chose d'analogue. Mais son procédé pour se vider l'estomac n'était pas plus perfectionné que celui des anciens Romains. Il se bornait à avaler un litre ou un litre et demi d'eau tiède, puis il se faisait vomir en s'introduisant deux doigts dans le pharynx : méthode primitive, mais efficace. Nous avons eu ces renseignements quelques jours après le début du nouveau traitement, car le malade eut recours une ou deux fois dans la suite à son ancien procédé, quand, au milieu de la nuit, il ne lui était guère possible de se faire laver méthodiquement l'estomac.

La légère modification que nous venons de signaler eut d'excellents effets, ainsi que va le démontrer la suite de l'observation. Le malade qui, jusque-là, avait diminué de poids, ne tarda pas à augmenter, et, en quelques jours, les douleurs disparurent presque complètement.

7 *avril. Soir*. Les douleurs ont commencé à 6 heures du soir. L'eau du lavage sort très sale, verdâtre. Le lavage ne soulage guère le malade qui souffre jusqu'à 9 heures et demie du soir; à ce moment, il vomit et ne tarde pas à s'endormir.

8 *avril. Matin*. Lavage assez propre, mais un peu bilieux. P. 54 k. 400. — *Soir*. Pas de douleurs jusqu'à 6 heures et demie. Lavage à 8 heures et soulagement immédiat. Une heure après, la douleur a reparu, mais fort légère; elle n'a aucunement empêché le sommeil.

9 *avril. Matin*. La nuit a été bonne. Ce matin, l'eau sort propre et n'est plus colorée en jaune. Elle contient seulement quelques caillots de caséine, le malade ayant bu du lait ce matin. — *Soir*. Douleurs vers 6 heures du soir. Le lavage n'a pas été fait. A 1 heure du matin, le malade se fait vomir comme il faisait autrefois et s'est trouvé soulagé.

10 *avril*. Journée identique à la précédente.

11 *avril. Matin*. Lavage propre. P. 54 k. 500. — *Soir*. Douleurs à 6 heures du soir; lavage fait immédiatement, eau très sale, fortement colorée en jaune.

12 *avril*. Le malade se plaint de constipation. P. 54 k. 700.

13 *avril*. Le matin, l'eau est sortie claire, seulement un peu colorée en jaune. A 3 heures du soir, quelques douleurs, légères, qui n'ont duré qu'une demi-heure environ. De même à 1 heure du matin. Mais un second lavage n'a pas été nécessaire. P. 55 k. 700.

14 *avril*. A partir d'aujourd'hui, le malade fera par la sonde deux repas : à 10 heures du matin et à 3 heures de l'après-midi, chacun précédé de lavage. Il prendra ainsi dans sa journée 3 litres de lait et 200 gr. de poudre de viande. P. 56 k. 400.

15 *avril*. Aucune douleur de toute la journée, pas de lavage le soir. P. 57 k. 600.

16 *avril*. Quelques douleurs depuis ce matin 2 heures. Mais le régime a été parfaitement supporté toute la journée. P. 58 k.

17 *avril*. P. 57 k. 700.

18 *avril*. P. 57 k. 100.

19 *avril*. Depuis trois jours, le malade va fort bien. Il supporte très facilement ses deux repas, le lavage qui les

précède ne ramène plus de résidus alimentaires. De temps en temps, surviennent de légères douleurs, tout à fait passagères, ne nécessitant pas l'évacuation du contenu de l'estomac. Aujourd'hui, le malade se plaint de n'avoir pas été à la selle depuis 5 jours. Il prendra demain matin un verre d'eau de Sedlitz. P. 57 k. 900.

20 *avril*. La nuit dernière, à 11 heures du soir, crise gastrique suivie de pituite. La purgation, prise le matin, n'a produit aucun effet. Elle sera réitérée demain (3 verres d'eau de Sedlitz). P. 57 k. 700. — *Soir*. Quelques petites douleurs, calmées par l'ingestion de deux verres d'eau de Vichy. A minuit, fortes douleurs qui durent jusqu'à 2 heures du matin. A ce moment, le malade prend trois verres d'eau de Sedlitz qui ne tardent pas à le purger, et, rapidement les douleurs cessent.

22 *avril*. P. 58 k. 400.

23 *avril*. P. 58 k. 200.

24 *avril*. P. 57 k.300. Hémerlin demande à sortir pour aller chercher ses instruments de travail.

25 *avril*. Toute la nuit dernière et toute cette matinée, douleurs assez légères, mais continuelles; diarrhée. Lavage sale, violacé, contenant manifestement du vin. Le malade avoue en effet avoir bu deux verres de vin et un verre de bière. P. 57 k. 700.

26 *avril* P. 57 k.

27 *avril*. P. 57 k. 100. La diarrhée persiste, ainsi que quelques douleurs. Les lavages sont redevenus sales. Au repas de 3 heures, on introduit par le tube du sous-nitrate de bismuth et dix gouttes de laudanum.

28 *avril*. Diarrhée arrêtée. Lavage propre. P. 57 k. 100. On mettra dorénavant 125 gr. de poudre de viande par repas.

Tous les jours suivants, le malade a été de mieux en mieux. Bientôt le lavage a été supprimé avant le repas du soir. Puis, le 5 *mai*, les douleurs ayant totalement disparu, tout lavage fut cessé. A cette même date, le nombre des repas fut porté à trois par jour et le malade prit dès lors chaque jour 3 litres de lait et 360 grammes de poudre de viande. A partir de ce moment, la guérison put être considérée comme obtenue; aucun accident ne l'a plus entravée. Finalement, le 29 *mai*, le malade sortit.

Nous allons compléter cette observation par le tableau des poids à partir du 28 *avril*.

DATES.	POIDS.	DATES.	POIDS.
29 *avril*.	57 k. 200	14 *mai*.	60 k. 100
30 —	58 k. 200	15 —	59 k.
1er *mai*.	58 k. 200	16 —	60 k.
2 —	58 k. 200	17 —	59 k. 300
3 —	57 k. 400	18 —	59 k. 500
4 —	58 k. 500	19 —	60 k. 300
5 —	60 k. 600	20 —	59 k. 600
6 —	59 k. 500	21 —	59 k. 100
7 —	59 k.	22 —	59 k. 400
8 —	58 k.	23 —	59 k.
9 —	59 k.	24 —	59 k. 700
10 —	58 k. 700	25 —	60 k. 600
11 —	58 k. 300	26 —	58 k. 900
12 —	59 k.	27 —	59 k. 300
13 —	59 k. 200	28 —	60 k.

Ainsi, le lavage de l'estomac donne des résultats des plus satisfaisants dans un grand nombre d'affections chroniques de cet organe. Nous ne prétendons pas faire ici l'étude du lavage et de son mode d'action. Le sujet est aujourd'hui bien connu, et aussi bien n'est-ce pas le but principal de ce mémoire. Nous avons seulement voulu donner un aperçu succinct des affections nombreuses où le lavage a donné des succès, et rapprocher de nos observations quelques-unes de celles que nous avons pu recueillir dans les auteurs. Nous signalerons cependant de nouveau et d'une manière spéciale la petite modification qui consiste à retirer avec la sonde le trop plein du repas antérieur, lorsqu'une pesanteur d'estomac se fait sentir. Ce procédé n'est pas encore passé dans la pratique courante, et nous avons vu que Hémerlin s'en est bien trouvé. Nous ferons une restriction à l'égard de Carjat. Ce malade a abusé de cette manœuvre. Voulant éviter toute souffrance, il était arrivé à extraire ses aliments à peine attaqués par le suc gastrique, et cela a évidemment contribué pour une bonne part à sa tuberculisation. C'est un danger sur lequel nous croyons utile d'attirer l'attention.

Comme nous l'avons dit en commençant, à la question

du lavage se joint celle de l'alimentation. Nous allons en dire quelques mots.

On a pu aisément se convaincre, par les doses de nourriture que nous avons rapportées dans nos observations, que M. Debove a joint non seulement l'alimentation mais la suralimentation au lavage. Il peut sembler imprudent au premier abord de mettre ainsi des quantités considérables d'aliments dans un estomac qui, quelques jours auparavant, semblait refuser toute nourriture. Il n'en est rien cependant. Si l'estomac ne digère plus dans les cas dont nous venons de nous occuper, c'est qu'il est encombré de produits nuisibles, résidus des repas antérieurs ; ces produits s'accumulent, se décomposent et entravent le fonctionnement de la muqueuse gastrique. Sans doute, quand cet état a duré pendant très longtemps, la muqueuse s'altère, dégénère et la guérison ne peut plus être obtenue ; on n'arrive qu'à des améliorations passagères. Mais, si l'on n'attend pas cette période ultime, la muqueuse une fois détergée reprend rapidement ses propriétés physiologiques et cela permet au malade de sortir dans un bref délai de ce marasme où le défaut de nourriture l'avait jeté. Aussi, quand on veut pratiquer le lavage de l'estomac avec succès, il est important de faire suivre chaque lavage d'un repas composé de substances qui doivent à la fois être faciles à digérer et avoir une valeur nutritive considérable. C'est ainsi qu'on pourra arriver à la suralimentation, méthode précieuse, car elle permettra de hâter beaucoup la guérison. Deux questions se posent donc maintenant : quels aliments réalisent le but à atteindre ; par quel procédé faut-il faire prendre les aliments au malade ?

Il est d'abord un axiome banal qu'il ne faudra jamais oublier : chaque estomac a ses préférences et ses antipathies ; telle substance très facile à digérer pour un individu donne régulièrement des indigestions à tel autre.

Cela est vrai, surtout pour le lait, et c'est important, car le lait est extrêmement utile dans les cas dont nous nous occupons. C'est un aliment complet, riche en principes nutritifs; il pourra donc être un excellent véhicule pour délayer les substances solides dont on voudra composer l'alimentation. Mais,avant d'employer le lait, il faut s'informer avec soin si le malade le supporte, et, dans le cas où la réponse serait négative, le lait sera remplacé par le bouillon. C'est alors que les œufs pourront être spécialement indiqués. Le bouillon, en effet, est à peine nutritif; mais,en y délayant des œufs,on obtient ici encore un aliment complet, facile à digérer, tout à fait apte à servir de véhicule. On a pu voir,par nos observations,que nos malades prenaient chaque jour trois litres de lait; que les œufs peuvent facilement être portée à la dose de dix par jour, et même chez Lacombe on mit un jour vingt œufs qui furent parfaitement digérés. Nous citerons encore un de nos phthisiques qui, pendant plusieurs jours, prit quotidiennement 24 œufs et trois litres de lait.

A ces aliments liquides, il est facile de joindre de la viande, c'est-à-dire un aliment azoté. Le procédé le plus simple consiste à délayer dans le lait ou le bouillon de la viande crue hachée. Mais, ici, surgissent des difficultés. Une des plus réelles, au moins dans les hôpitaux, est d'obtenir une viande assez bien hachée pour qu'elle passe dans le tube sans le boucher. Aucun moulin ne permet d'arriver à ce résultat; il faut absolument prendre de la viande râpée; or, la confection de ce produit est longue et laborieuse. Aussi, quand on a dans un service plusieurs malades qui prennent journellement 600 grammes de viande crue chacun, on aura de la peine à avoir une quantité suffisante de cet aliment, bien préparé au moins.

Si, maintenant, nous mettons de côté cette objection purement pratique, nous verrons que la viande crue, supposée parfaitement hachée, est loin de réaliser l'idéal de l'aliment. Elle a d'abord un inconvénient : elle expose au tœnia. Cependant,nous devons dire que les avantages qu'elle présente sont suffisants pour qu'on puisse négliger cette éventualité. Mais, quelles conditions doit remplir l'aliment digestible par excellence ? Une des principales est de le réduire en parcelles aussi ténues que possible. Il est facile de comprendre que plus la division sera fine et plus la surface de contact avec les sucs digestifs sera grande ; l'action de ces sucs se trouvera donc singulièrement facilitée. Cette condition est réalisée par la poudre de viande,telle que l'a inventée M. Debove en partant de ces idées théoriques. Nous n'entrerons pas dans le détail de la fabrication de ce produit. M. Debove y a insisté dans la communication qu'il a faite sur la poudre de viande le 14 avril 1882 (1) à la Société médicale des hôpitaux, et, dans un article tout récent,M. Dujardin-Beaumetz reproduit et commente les idées de notre maître (2).

L'aliment qui nous occupe en ce moment a des avantages considérables. Soigneusement préparé, il est obtenu à un état de finesse qui ne laisse rien à désirer. Et l'expérimentation, tout aussi bien que la clinique, a confirmé la théorie. Les digestions artificielles, en effet, ont fait voir que la poudre de viande est, à poids égal, digérée cinq fois plus vite que la viande ordinaire.

Mais, ce n'est pas là son seul avantage. Quand on veut donner à un malade des doses considérables de nourriture, on est arrêté, à un moment donné, par le volume de l'aliment qu'on se propose d'introduire. Comme nous le verrons, à l'aide de l'alimentation artificielle, on obvie en partie à cet inconvénient. Cependant,on ne peut guère

(1) V. *Union Médicale*. 27 juillet 1882.
(2) *Bulletin de thérapeutique*, 30 *mai* 1882, T. C. II, p. 401.

verser en une fois dans l'estomac un repas de plus d'un litre, et il faut bien évidemment une quantité assez considérable de véhicule, lait ou bouillon, pour que le mélange s'écoule bien. Aussi, est-il malaisé de donner plus de 200 gr. de viande crue à chaque repas ; et on ne peut guère faire faire à un malade plus de trois repas par jour en introduisant chaque fois, outre la viande, trois ou quatre œufs et la quantité de bouillon ou de lait nécessaire pour parfaire le litre. Le malade boit directement, dans la journée, le reste de ses trois litres de lait. Sans doute, ce sont déjà là des doses assez respectables. Un individu qui prend chaque jour, et pendant longtemps, six cents grammes de viande crue, douze œufs, trois litres de lait peut, à juste titre, se dire suralimenté. Mais, la poudre de viande permet de pousser jusqu'à des quantités plus grandes encore.

Au point de vue chimique pur, la viande de bœuf contient environ le 4/5 de son poids d'eau. Par les procédés moins rigoureux employés pour confectionner la poudre de viande, on obtient une réduction d'environ les 3/4 du poids. Ainsi, pour avoir un kilogramme de poudre de viande, il faut employer quatre kilogrammes de viande crue. Or, Hémerlin, sans accident aucun, a pris journellement, pendant vingt-trois jours consécutifs, 360 grammes de poudre de viande et trois litres de lait. C'est comme s'il avait pris 1 k. 440 de viande crue. Et on peut dépasser cette dose. Ici, nous citerons quelques chiffres empruntés à des observations de phthisiques suralimentés. Un de nos malades prend chaque jour, dans trois litres de lait, 450 gr. de poudre de viande et 100 gr, de poudre de lentilles. Avant de prendre des lentilles, il est resté pendant longtemps à 600 gr. de poudre de viande, qu'il digérait parfaitement.

En présence de repas semblables, il est aisé de comprendre que l'état général du sujet ne tarde pas à s'améliorer.

Il est d'abord remarquable de voir combien les digestions sont faciles, combien l'assimilation est complète. Nous rappellerons ce que nous avons dit des digestions *in vitro*. L'absence d'albuminurie nous montre d'autre part que l'albumine ingérée se fixe dans l'organisme ; en outre, l'analyse de l'urée fait voir combien les combustions deviennent actives à l'aide de ce régime.

Prenons les chiffres que nous relevons sur la feuille d'Hémerlin. Nous ferons remarquer que ce malade urine beaucoup, comme d'ailleurs la plupart des malades soumis à l'alimentation artificielle. Cela se comprend, vu l'ingestion de trois litres de lait ou de bouillon par jour. La quantité d'urine évacuée oscille de 2,000 à 3,000 grammes par jour. Quant au taux de l'urée, nous l'avons vu augmenter rapidement. L'analyse n'a pas été faite pendant les jours qui ont précédé le traitement. Mais, le 5 avril, au matin, nous avons trouvé qu'Hémerlin, pendant la journée précédente, avait excrété 27 gr. 644 d'urée. L'alimentation, composée de 1/2 litre de lait, peut être considérée comme nulle, ou à peu près. Le 6 avril, le malade ingère 50 grammes de poudre de viande, et l'analyse, faite le lendemain matin, nous fait constater un total de 42 gr. 730 pour la journée. Le 14 avril, la ration est portée à 200 grammes par jour ; l'analyse n'a pas été faite avant le 18 avril ; mais, à cette date, la quantité d'urée a été de 60 gr. 528 ; le lendemain, de 63 gr. 537.

Puis, à la fin du traitement, quand le malade prenait 360 gr. par jour, l'urée oscillait de 55 à 65 et même 70 grammes ; voire 83 grammes que nous voyons inscrits sur notre tableau le 16 mai. Si cependant nous regardons l'ensemble de ce tableau, nous voyons des chiffres qui le déparent, pour ainsi dire. Mais ces jours on constate en même temps une diminution notable dans la quantité d'urine. Le 15 mai, par exemple, l'urée n'atteint que

35 gr. 868 ; toutefois il n'y a que 1.400 grammes d'urine, et il y a par litre 25 gr. 620, ce qui est le chiffre moyen trouvé chez Hémerlin. On peut donc conclure de là que le malade ne s'est pas astreint à ne pisser que dans son bocal. C'est d'ailleurs une condition bien difficile à faire observer sitôt que les patients commencent à redevenir valides.

D'autre part, l'augmentation de poids s'est manifestée peu de jours après le début du traitement. Le malade pesait 56 k. 900, le 5 avril. Il a d'abord perdu et le 7 avril il ne pesait plus que 54 kil. 300. Tel a été son poids minimum. Nous ne dirons pas que, pendant ces trois jours, Hémerlin a perdu en moyenne plus de 0 k. 600 gramm. par jour. Bien évidemment on ne peut considérer les poids au point de vue absolu, et quand on les prend tous les jours, l'accumulation des matières fécales, par exemple, donne facilement des écarts de 1 kilog. enviaon, et c'est à une circonstance de ce genre que nous devons attribuer le poids considérable du 5 avril. Mais Hémerlin, en somme, dépérissait. Deux jours après le début du traitement, l'engraissement a commencé. On peut le suivre pas à pas sur l'observation que nous avons publiée plus haut *in extenso*. Le 14 avril, le poids a déjà augmenté de 2 k. 000. L'augmentation de poids ne s'est pas maintenue sur ce pied, et cela se comprend du reste ; mais, pour s'être ralentie, elle n'a pas cessé. Du 14 au 22 avril, 2 kil. encore ont été gagnés. Finalement, au commencement du mois de mai (le 5 mai) le malade pesait 6 kilogr. de plus qu'au début du traitement (6 avril). Sur 30 jours, nous avons suffisamment de chiffres pour établir une moyenne et nous pouvons dire qu'Hémerlin a gagné environ 200 grammes par jour. Puis, à partir de ce moment, son poids a varié entre 59 kil. et 60 kilogr., tombant rarement au-dessous du premier chiffre, montant rarement au-dessus du second.

On remarquera encore que, lors de la petite aggravation causée par le léger excès auquel Hémerlin s'est livré quand il est sorti, le 25 avril, le poids a immédiatement baissé.

Le 27 avril, le malade avait perdu 700 grammes : il est resté sensiblement au même poids pendant deux jours, et c'est seulement le 29 avril que l'augmentation a repris son essor.

Nous pourrions commenter de la même manière les poids de Carjat. Mais ce serait en réalité une répétition. Nous croyons seulement devoir indiquer quelques dosages d'urée, en raison des quantités colossales que Carjat en excrète chaque jour.

Le 12 mai, Carjat pisse 1600 gr. d'urine dans lesquels nous trouvons 25 gr. 812 d'urée. Du 15 au 20 mai, la quantité d'urine reste dans les environs de 1500 gr. l'urée oscille de 40 à 50 gr. par jour. Puis l'augmentation devient considérable. La quantité d'urine dépasse bientôt 2 litres et l'urée qui, du 24 au 27 mai, est de 50 à 60 gr. par jour, atteint le 29 mai 98 gr. 358 et les jours suivants, jusqu'au 4 juin, époque à laquelle nous quittons le service, se maintient aux environs de 100 gr. par 24 heures.

Ces deux observations démontrent donc d'une manière irréfutable que la poudre de viande est facilement tolérée à de très fortes doses et a une valeur nutritive considérable. Avant d'arriver à sa fabrication, M. Debove, arrêté d'abord par la graisse que contiennent les muscles, avait essayé de donner à ses malades du foie de bœuf pulvérisé. L'observation de Gometz nous fournit quelques renseignements sur la valeur de ce produit. Elle nous montre d'abord que c'est un bon aliment au point de vue de ses propriétés nutritives. Tant que Gometz a été à ce régime, il a augmenté de poids ; mais c'est un aliment qui convenait mal à son estomac, la diarrhée a forcé d'y renoncer. Il est vrai que, sur un malade dont nous parlerons une autre fois, sur un phthisique suralimenté, la poudre de foie a fait merveille. Le rétablissement a été complet et ce malade, qui ne se levait plus qu'une heure par jour, est aujourd'hui infirmier dans le service et supporte aussi bien que qui que ce soit les fatigues du métier. Si nous avons fait cette petite digression, c'est uniquement pour dire que la poudre de foie a rendu des services. Elle est cependant inférieure à la poudre de viande. Un de ses principaux désavantages est la saveur désagréable qu'elle conserve. Peut-être avec du foie de veau, moins imprégné de bile que le foie de bœuf, n'aurait-on plus cet inconvénient. Mais alors le prix serait plus élevé que celui de la poudre de muscle.

Tout ce que nous venons de dire s'applique aux aliments azotés. Nous serons bref sur les hydrocarbonés qui, jusqu'ici, n'ont guère été employés par M. Debove dans les affections de l'estomac. Cependant, sur un infirmier dont nous n'avons qu'une observation assez incomplète, la poudre de pain a été essayée et a donné un engraissement satisfaisant. M. Debove a imaginé ensuite de fabriquer de la poudre de lentilles que nous avons vue à l'œuvre sur un homme assez âgé, cachectisé par la misère. Le succès a couronné ce traitement, et, le 5 juin, le malade quittait le service après avoir engraissé de 5 kil. 300 du 27 mars au 5 juin.

Enfin, depuis quatre ou cinq jours, M. Debove met du sirop de glucose dans les repas d'un phthisique. Cette expérience est trop récente pour que nous puissions faire autre chose que la mentionner.

Nos observations nous autorisent donc à conclure que la suralimentation associée au lavage donne de forts bons résultats. Mais, pour pratiquer la suralimentation, il faut avoir recours à l'alimentation artificielle. Sans cela, en effet, le malade ne tarderait pas à se dégoûter de cette alimentation uniforme. Tout le monde dans les hôpitaux a constaté la difficulté qu'on éprouve à maintenir un malade au régime lacté. Que serait-ce s'il fallait trois fois par jour lui faire avaler un litre du mélange peu appétissant que nous introduisons par la sonde? Aussi bien cette alimentation artificielle n'a-t-elle aucun inconvénient. Dans les premiers temps, il est nécessaire de faire le cathétérisme pour pratiquer le lavage; peu importe alors que la sonde reste en place pendant quelques secondes de plus. Puis, au bout de quelques jours, le malade avale tout seul le tube; toutes les difficultés sont aplanies. Aussi, lorsque le lavage est devenu superflu, le passage de la sonde est devenu d'une facilité extrême : dès lors, que peut-on reprocher à l'alimentation artificielle? C'est sans doute une sujétion peu récréative ; mais cela est encore moins désagréable que l'ingestion de médicaments qui rarement flattent le goût et sont trop souvent inefficaces. Il nous semble que l'alimentation ainsi dirigée sera plus utile que les lavements de peptone conseillés par M. Dujardin-Beaumetz en cas de cancer de l'estomac. Il faudrait qu'un estomac fût bien profondément lésé pour ne plus digérer une substance aussi digestible que la poudre de viande, et alors la cachexie serait probablement telle que les lavements de peptone donneraient de bien minces résultats.

Une fois que le malade aura été guéri par le traitement que nous venons d'exposer, il y a des précautions à prendre pour que la guérison se maintienne. Pour la gastrite alcoolique, la tempérance sera la meilleure de ces précautions. Mais ce serait peu connaître les alcooliques que de compter sur leur sagesse future, au moins pour la majorité d'entre eux. En cas d'ulcère simple, il faudra se garder de revenir trop tôt à l'alimentation ordinaire. Témoin Carjat.

Nous pouvons maintenant tirer de tout ce qui précède les conclusions générales auxquelles nous ont conduit les faits que nous avons observés.

1° Le lavage de l'estomac permet de guérir d'une manière prompte et sûre un grand nombre d'affections chroniques de l'estomac qui résistent à toutes les autres médications. Souvent on se trouvera très bien de retirer avec la sonde le surplus de la digestion, lorsque, quelques heures après le repas, des douleurs se manifesteront malgré le lavage préalable.

2° Au lavage devra succéder un repas composé de substances faciles à digérer et riches en principes nutritifs. La poudre de viande, des œufs crus délayés dans du lait ou dans du bouillon semblent les meilleurs aliments.

3° Il faudra toujours rechercher avec soin si le malade digère bien le lait, le bouillon, les œufs, avant d'introduire à hautes doses un aliment nouveau; il faudra tâter la susceptibilité du malade en commençant par de petites rations qu'on augmentera peu à peu.

4° Si on emploie la poudre de viande du commerce, il faudra examiner soigneusement chaque boite; sentir et goûter le produit. Sans cela on s'exposerait à des accidents sérieux faciles à comprendre vu la présence de ptomaïnes dans les viandes altérées.

Nous terminerons en disant que la suralimentation est une méthode thérapeutique générale. Nous venons de la voir à l'œuvre dans les maladies de l'estomac. Nous l'étudierons ultérieurement dans la phthisie pulmonaire. Et il est probable qu'elle donnerait d'aussi beaux résultats dans les cas chirurgicaux où les sujets succombent épuisés par de longues suppurations. Nous nous proposons de faire quelques recherches sur ce point sitôt que l'occasion s'en présentera.

PARIS. — IMP. V. GOUPY ET JOURDAN, RUE DE RENNES, 71.

PUBLICATIONS

DU

PROGRÈS MÉDICAL

6, rue des Écoles, 6.

LE PROGRÈS MÉDICAL

JOURNAL DE MÉDECINE, DE CHIRURGIE ET DE PHARMACIE.

Rédacteur en chef : **BOURNEVILLE.**

Paraissant le samedi par cahier de 24 ou 32 p. in-4° compacte sur 2 colonnes.

Un an, 20 fr. — 6 mois, 10 fr.

Pour les étudiants en médecine, un an, 12 fr.

Les Bureaux du **Progrès médical** *sont ouverts de midi à cinq heures.*

LE PROGRÈS MEDICAL : Tome I (1873), épuisé.—Tome II (1874), épuisé.— Tome III (1875), vol. in-4 de 800 pages avec 50 figures, prix : 16 fr. — Tome IV (1776), vol. in-4 de 960 pages avec 84 fig., prix : 16 fr. — Tome V (1877). vol. in-4 de 1000 pages avec 95 fig., prix : 20 fr. — Tome VI (1878), vol. in-4 de 1020 pages avec 103 fig., prix : 20 fr. — Tome VII (1879), vol. in-4 de 1064 pages avec 124 fig., prix : 20 fr. — Tome VIII (1880), vol. in-4 de 1086 pages avec 88 fig., prix : 20 fr. — Tome IX (1881), vol. in-8 de 1071 pages avec 72 fig., prix : 20 fr. — Pour nos abonnés. — Prix : 12 fr. chaque année.

AIGRE (D.) **Étude clinique sur la métalloscopie et la métallothérapie externe dans l'anesthésie**. Un vol. de 86 pages. — Prix : 2 fr. 50. — Pour nos abonnés . . . . 1 fr. 75.

AIGRE. *Voir* Brodie.

ANNÉE MÉDICALE(L'), résumé des progrès réalisés dans les sciences médicales pendant l'année, publiée sous la direction du Dr Bourneville, avec la collaboration de MM. Aigre, Auvard, G. Ballet, A. Blondeau, E. Brissaud, P. Budin, R. Calmettes, J. Cornillon, L. Cruet, H. Duret, Ch. Féré, Gilles de la Tourette, A. Josias, Laffont, Malherbe, Maunoury, Poncet (de Cluny), Poirier, F. Raymond, P. Regnard, A. Sevestre, E. Teinturier, R. Vigouroux, collaborateurs du *Progrès médical*. Paraît tous les ans, pendant le courant du mois d'avril, analysant les progrès réalisés au point de vue médical pendant l'année précédente. Quatre volumes sont en vente. Un volume in-18 Charpentier. Première et deuxième années (1878, 1879). — Prix : 3 fr. 50 chaque volume. — Pour nos abonnés ; par la poste, 3 fr. ; dans nos Bureaux, 2 fr. 50. — Troisième et quatrième années (1880, 1881). — Prix : 4 fr. chaque volume. — Pour nos abonnés, par la poste, 3 fr. 50 ; dans nos bureaux . . . . 3 fr.

ARCHIVES DE NEUROLOGIE, Revue des maladies nerveuses et mentales, paraissant tous les deux mois sous la direction de J. M. Charcot, par MM. Amidon, Ballet, Bernard, Bitot (P.), Blaise, Blanchard, Bouchereau, Briand, Brissaud (E.), Brouardel (P.), Bonnaire, Charpentier, Cotard, Debove (M.), Delasiauve, Dreyfous, Duret, Duval (Mathias), Erlisky, Féré (Ch.), Ferrier, Gilles de la Tourette, Gilbert, Gombault, Grasset, Hervé, Huchard, Joffroy (A.), Kéraval, Landouzy, Magnan, Marie, Maygrier, Mayor, Musgrave-Clay, Mierzejewski, Neumann, Pignol, Pierret, Pitres, Raymond, Regnard (P.), Rouget, Richer, G.), Séguin (E.G.), Straus, Talamon, Teinturier (E.), Thulié (H.), Troisier (E.), Vigouroux (R.), Voisin (J.), Wuillamier. — Rédacteur en chef : Bourneville ; — Secrétaire de la rédaction : CH. FÉRÉ. — Chaque fascicule se compose de huit à neuf feuilles in-8° carré, et de plusieurs planches chromo-lithographiées. — Abonnement pour un an : PARIS : 20 fr. — FRANCE et ALGÉRIE : 22 fr. — UNION POSTALE : 23 fr. — OUTRE-MER (en dehors de l'union postale) : 25 fr. — Les numéros séparés : 4 fr. 50. — Les abonnements sont reçus aux Bureaux du *Progrès Médical*, 6, rue des Ecoles, à Paris, et dans tous les Bureaux de poste de France, de Belgique, de Suisse, de Hollande et d'Algérie, sans autres frais que le prix de l'abonnement indiqué ci-dessus. Pour les autres pays, prière d'envoyer un mandat-poste avec l'ordre d'abonnement.

AVEZOU (J.-C.) **De quelques phénomènes consécutifs aux contusions des troncs nerveux du bras et à des lésions diverses des branches nerveuses digitales. Etude clinique avec quelques considérations sur la distribution anatomique des nerfs collatéraux des doigts.** Un vol. in-8 de 144 pages.— Prix : 3 fr. 50. — Pour nos abonnés. 2 fr. 50.

BALLET (G.). **Contribution à l'étude des réflexes tendineux.** Note sur l'état de la réflectivité spinale dans la fièvre typhoïde. Brochure in-8° de 16 pages. — Prix : 75 c. — Pour nos abonnés . . . . 50 c.

BALLET (G.). — **Recherches anatomiques et cliniques sur le faisceau sensitif et les troubles de la sensibilité dans les lésions du cerveau.** Vol. in-8° de 197 pages, avec 10 figures dans le texte. Paris 1881. Prix : 3 fr. 50. — Pour nos abonnés . . . . 2 fr. 50

BALZER (F.) **Contribution à l'étude de la Broncho-Pneumonie.** Vol. de 84 pages, orné d'une planche en chromo-lithographie. — Prix : 2 fr. 50. — Pour nos abonnés . . . . 1 fr. 75.

BARATOUX. *Voir* MIOT.

BÉHIER. **De la pellagre sporadique.** Leçons faites à l'Hôtel-Dieu les 14 et 18 juillet 1873, recueillies par MM. Liouville et Straus. Brochure in-8 de 24 pages. — Prix : 75 c. — Pour nos abonnés . . . . 50 c.

BÉHIER. **Étude de quelques points de l'urémie.** (Clinique, théories, expériences.) Leçons faites à l'Hôtel-Dieu les 12 et 14 mars 1873, recueillies par MM. Liouville et Straus. Brochure in-8° de 25 pages. — Prix : 75 c. — Pour nos abonnés . . . . 50 c.

BESSON (I.). **Dystocie spéciale dans les accouchements multiples.** Volume in-8° de 92 pages.— Prix : 2 fr. — Pour nos abonnés. 1 fr. 25.

BÉTOUS. **Étude sur le tabes dorsal spasmodique.** Brochure in-8° de 46 pages. — Prix : 1 fr. 50. — Pour nos abonnés . . . . 1 fr.

BEURMANN (DE). *Voir* VIDAL.

BITOT. **Essai de stasimétrie ou de mesure de la consistance des corps organiques mous.** (Etude de la consistance du corps vitré.) Brochure in-8° de 21 pages, avec 8 figures dans le texte. — Prix : 75 c. — Pour nos abonnés. . . . . 50 c.

BITOT. **Essai de topographie cérébrale par la cérébrotomie méthodique.** Conservation des pièces normales et pathologiques par un procédé particulier. Un volume in-4° de 40 pages de texte avec 7 figures intercalées et 17 planches en photographie représentant des coupes cérébrales, 1878. — Prix : 12 fr.— Pour nos abonnés . . . . 9 fr.

BITOT. **La capsule interne et la couronne rayonnante d'après la cérébrotomie méthodique.** Un volume in-8° de 48 pages avec 14 planches hors texte. — Prix 5 fr. — Pour nos abonnés . . . . 3 fr. 50.

BITOT (P.). **Contribution à l'étude du mécanisme et du traitement de l'hémorrhagie liée à l'insertion vicieuse du placenta.** Volume in-8 de 184 pages. — Prix : 3 fr. 50. — Pour nos abonnés . . . . 2 fr. 50

BLAISE (H.) **De la cachexie pachydermique** (myxœdème des auteurs anglais). Brochure in-8° de 40 pages.—Prix : 1 fr. 25.— Pour nos abonnés 90 c.

BLANCHARD (R). **De l'anesthésie par le protoxyde d'azote**, par la méthode du professeur P. Bert. — Un volume de 101 pages avec 3 figures. — Prix : 3 fr. — Pour nos abonnés. . . . . 2 fr.

BLOCQ (P.). **Note sur un cas de rétrécissement des deux orifices auriculo-ventriculaires.** Brochure in-8° de 7 pages. — Prix : 50 c. — Pour nos abonnés. . . . . 35 c.

BLONDEAU (A.) **Etude clinique sur le pouls lent permanent avec attaques syncopales et épileptiformes.** — Un vol. in-8 de 72 pages.— Prix : 2 fr. — Pour nos abonnés . . . . 1 fr. 35

BLONDEAU. *Voir* Bourneville.

BOE (J. B. F.). **Essai sur l'aphasie consécutive aux maladies du cœur.** Un vol. in-8 de 164 pages.— Prix : 3 fr. — Pour nos abonnés . . 2 fr.

BONNEFOY. *Voir* Onimus.

BONTEMPS. **De la mort subite chez les jeunes enfants.** Un vol. in-8 de 83 p. — Prix : 3 fr. — Pour nos abonnés . . . . 2 fr.

BOUCHARD. *Voir* Charcot.

BOUDET de PARIS (M.). **Des actes musculaires dans la marche de l'homme.** Brochure in-8 de 12 pages — Prix : 0 fr. 60. — Pour nos abonnés . . . . 40 cent.

BOUDET de PARIS (M.). **Note sur deux cas d'occlusion intestinale traités et guéris par l'électricité.** Brochure in-8 de 16 pages. — Prix : 0 fr. 60. — Pour nos abonnés . . . . 40 cent.

BOUDET de PARIS (M.). **Traitement de la douleur par les vibrations mécaniques.** Brochure in-8° de 7 pages. — Prix : 50 cent. — Pour nos abonnés. . . . . 35 c.

BOUDET DE PARIS. *Voir* Debove, Hayem.

BOURNEVILLE. **Études cliniques et thermométriques sur les maladies du système nerveux.** Premier fascicule : Hémorrhagie et ramollissement du cerveau. Paris, 1872. In-8 de 168 pages avec 22 fig. — Prix : 3 fr. 50. Pour nos abonnés, 2 fr. 50. — Deuxième fascicule : Urémie et éclampsie puerpérale ; épilepsie et hystérie. Paris, 1873. In-8 de 160 p, avec 14 fig. — Prix : 3 fr. 50. — Pour nos abonnés. . . . . 2 fr. 50.

BOURNEVILLE et BLONDEAU. **Des services d'accouchements dans les hôpitaux de Paris.** Brochure in-8° de 49 pages. Paris, 1881.— Prix 1 fr. — Pour nos abonnés . . . . 75 c.

BOURNEVILLE. **Le choléra à l'hôpital Cochin.** (Étude clinique). Paris, 1865. Brochure de 48 pages, — Prix : 1 fr.— Pour nos abonnés. . 70 c.

BOURNEVILLE. **Mémoire sur la condition de la bouche chez les idiots,** suivi d'une étude sur la médecine légale des aliénés. Paris, 1863. Gr. in-8 de 28 p. à deux colonnes.— Prix : 1 fr.— Pour nos abonnés, 70 c.

BOURNEVILLE. **Notes et observations cliniques et thermométriques sur la fièvre typhoïde.** Vol. in-8 compacte de 80 pages, avec 10 tracés en chromo-lithographie.— Prix : 3 fr. — Pour nos abonnés. . . . 2 fr.

BOURNEVILLE. **Recherches cliniques et thérapeutiques sur l'épilepsie et l'hystérie.** Vol. in-8 de 200 pages avec 5 fig. dans le texte et 3 planches.— Prix : 4 fr. — Pour nos abonnés. . . . . 2 fr. 75.

BOURNEVILLE. **Science et miracle : Louise Lateau ou la Stigmatisée belge.** Vol. in-8 de 88 pages avec 2 fig. dans le texte et une eau forte dessinées par P. Richer. — 2e édition, revue, corrigée et augmentée. — Prix : 2 fr. 50. — Pour nos abonnés. . . . . 1 fr. 50

BOURNEVILLE. **Écoles municipales des infirmières laïques ; laïcisation**

de l'Assistance publique. (Discours prononcés en 1880, 1881, 1882). Trois brochures in-8°. — Prix de chacune de ces brochures : 50 c.— Pour nos abonnés . . . . 30 c.

BOURNEVILLE. **Laïcisation de l'assistance publique.** Conférence faite à l'Association philotechnique le 26 décembre 1880. Brochure in-8° de 23 pages. — Prix 75 cent. — Pour nos abonnés. . . . . 50 c.

BOURNEVILLE. **Mémoire sur l'inégalité de poids entre les hémisphères cérébraux des épileptiques.** Brochure grand in-8° de 8 pages.— Prix : 50 c. — Pour nos abonnés. . . . . 35 c.

BOURNEVILLE et L. GUÉRARD. **De la sclérose en plaques disséminées.** Vol. gr. in-8 de 240 pages avec 10 fig. et 1 planche. — Prix : 4 fr. 50. — Pour nos abonnés . . . . 3 fr.

BOURNEVILLE et d'OLIER. **Recherches cliniques et thérapeutiques sur l'épilepsie, l'hystérie et l'idiotie.** Compte-rendu du service des épileptiques et des enfants idiots et arriérés, de Bicêtre, pendant l'année 1880. Brochure in-8° de 74 pages.—Prix : 3 fr.— Pour nos abonnés 2 fr.

BOURNEVILLE et REGNARD. **Iconographie photographique de la Salpêtrière.** Cet ouvrage paraît par livraisons de 8 à 16 pages de texte et 4 photo-lithographies. Douze livraisons forment un volume. Les *trois premiers volumes* sont en vente. — Prix de la livraison : 3 fr. — Prix du volume : 30 fr. — Pour les abonnés du *Progrès médical*, prix du volume, 20 fr. — 3e volume complet : 1re livraison, nouvelle observation d'hystéro-épilepsie ; — 2e livraison, variétés des attaques hystériques ; — 3e et 4e livraisons, des régions hystérogènes ; —5e, 6e et 7e livraisons, du sommeil des hystériques ; — 7e-12e livraisons, des attaques de sommeil : hypnotisme, somnambulisme, catalepsie, sabbat, etc. — Nous avons fait relier quelques exemplaires dont le texte et les planches sont montés sur onglets ; demi-reliure, tranche rouge, non rognés.— Prix de la reliure. 5 fr.

BOURNEVILLE et TEINTURIER. **G. V. Townley ou du diagnostic de la folie au point de vue légal.** Paris, 1865. Brochure in-8 de 16 pages.— Prix : 0 fr. 50. — Pour nos abonnés . . . . 35 ecnt.

BOURNEVILLE et TEINTURIER. **Le sabbat des sorciers.** — 1er volume de la *Bibliothèque diabolique*. Brochure in-8° de 40 pages, avec 25 figures dans le texte et une grande planche hors texte. Il a été fait de cet ouvrage un tirage de 500 exemplaires numérotés à la presse ; 300 exemplaires sur papier blanc, vélin. Nos 1 à 300. — Prix : 3 fr. — Pour nos abonnés 2 fr. 50. (Tirage dont il ne nous reste que quelques exemplaires) ; 150 exemplaires sur parchemin, Nos 301 à 450. — Prix : 4 fr. — Pour nos abonnés, 3 fr. — 50 exemplaires sur japon, Nos 451 à 500. — Prix : 6 fr. — Pour nos abonnés, 5 fr. — Nous avons fait cartonner quelques exemplaires sur papier vélin ; dos toile, plats marbrés, tranches non rognées. Prix du cartonnage . . . . 1 fr.

BOURNEVILLE. *Voir* CHARCOT.

BOYER (H. Cl. de). **Note sur un cas de méningite cérébro-spinale aiguë d'origine rhumatismale.** Brochure in-8° de 20 pages — Prix : 75 cent. — Pour nos abonnés. . . . . 50 c.

BOYER (H. Cl. DE). **De la thermométrie céphalique.** Brochure in-8° de 28 pages. — Prix, 60 cent. — Pour nos abonnés. . . . . . . 40 cent.

BOYER (H. Cl. DE). **Études topographiques sur les lésions corticales des hémisphères cérébraux.** Volume in-8 de 290 pages, avec 104 figures intercalées dans le texte et une planche. Paris, 1879. — Prix : 6 fr. — Pour nos abonnés. . . . . 4 fr.

BRICON (P.). **Du traitement de l'épilepsie.** (Hydrothérapie. — Arsénicaux. — Magnétisme minéral.— Sels de pilocarpine). Vol. in-8° de 262 p., avec 15 fig. dans le texte. Paris, 1882. — Prix : 5 fr. — Pour nos abonnés. . . . . 3 fr. 50

BRISSAUD (E.). **Faits pour servir à l'histoire des dégénérations secondaires dans le pédoncule cérébral.** Brochure in-8 de 20 pages avec 8 figures. — Prix : 75 cent. — Pour nos abonnés. . . . . 50 cent.

BRISSAUD (E.). **Recherches anatomo-pathologiques et physiologiques sur la contracture permanente des hémiplégiques.** Un vol. in-8 de 210 pages avec 42 figures dans le texte. — Prix : 5 fr. — Pour nos abonnés. . . . . 4 fr.

BRISSAUD. *Voir* CHARCOT et FOURNIER.

BRISSAUD (E.) ET MONOD (E.) **Contribution à l'étude des tumeurs congénitales de la région sacro-coccygienne.** Paris, 1877, Vol in-8 de 16 pages.— Prix : 50 cent. — Pour nos abonnés. . . . . . . 35 cent.

BRODIE (B). **Leçons sur les affections nerveuses locales**, traduites de l'anglais par le Dr Douglas-Aigre.—Volume in-8 de 62 pages.—Prix : 1 fr. 50 ; Pour nos abonnés . . . . 1 fr.

BUDIN (P.). **De la tête du fœtus au point de vue de l'obstétrique.** Recherches cliniques et expérimentales, Gr. in-8 de 112 pages, avec de nombreux tableaux, 10 figures intercalées dans le texte, 36 planches noires et une planche en chromo-lithographie. — Prix : 10 fr. — Pour nos abonnés. . . . . 6 fr.

BUDIN (P.). **Recherches sur l'Hymen et sur l'orifice vaginal.** Volume in-8 de 40 pages avec 24 figures.—Prix : 1 fr. 50.— Pour nos abonnés, 1 fr.

BUDIN (P.). **De certains cas dans lesquels la docimasie pulmonaire hydrostatique est impuissante à donner la preuve de la respiration.** Brochure in-12 de 16 pages.—Prix : 40 c.—Pour nos abonnés 30 c.

BUDIN (P.). **Obstétrique** (Recherches cliniques). — **Le palper abdominal. — La présentation du siège. — Le releveur de l'anus chez la femme.** Un vol. in-8° de 48 pages, avec fig. dans le texte.— Prix : 1 fr. 50. — Pour nos abonnés . . . . 1 fr.

BUDIN (P.). **Recherches physiologiques et cliniques sur les accouchements.** Une brochure in-8° de 36 pages. — Prix : 1 fr. 25. — Pour nos abonnés. . . . . 90 c.

CARTAZ (A.). **Notes et observations sur le tétanos traumatique.** Brochure in-8. —Prix : 50 cent. — Pour nos abonnés . . . . 35 cent.

CHARCOT (J.-M.). **Leçons sur les maladies du système nerveux,** faites à la Salpêtrière, recueillies et publiées par BOURNEVILLE. Tome I : Troubles trophiques ; — Paralysie agitante ; — Sclérose en plaques ; — Hystéro-épilepsie. Paris, 1880. 4e édition. Vol. in-8 de 428 pages avec 25 figures et 10 planches en chromo-lithographie. — Prix : 13 fr. — Pour nos abonnés . . . . 10 fr.

CHARCOT (J.-M.). **Leçons sur les maladies du système nerveux,** faites à la Salpêtrière, recueillies et publiées par BOURNEVILLE. Tome II : *De anomalies de l'ataxie locomotrice* ; — *De la compression lente de la moell épinière* (mal de Pott, cancer vertébral, etc.) ; — *Des amyotrophies* (paralysie infantile, paralysie spinale de l'adulte, atrophie musculaire protopathique, sclérose des cordons latéraux, etc.) ; — *Tabès dorsal spasmodique* ; — *Hémichorée post-hémiplégique* ; — *Paraplégies urinaires* ; — *Vertige de Ménière* ; — *Epilepsie partielle d'origine syphilitique* ; — *Athétose* ; — *Appendice, etc.* Paris, 1880. 3e édit. Vol. in-8° de 496 pages avec 33 figures dans le texte et 10 planches en chromo-lithographie.— Prix : 14 fr.— Pour nos abonnés. . . . . 10 fr.

CHARCOT (J.-M.). **Leçons sur les localisations dans les maladies de** la moelle épinière, recueillies et publiées par E. BRISSAUD. Vol. in-8 de 260 pages avec 45 figures dans le texte.— Prix : 6 fr.— Pour nos abonnés. . . . . 4 fr.

CHARCOT (J.-M.). **Leçons sur les localisations dans les maladies du cerveau et de la moelle épinière**, recueillies et publiées par BOURNEVILLE et E. BRISSAUD. In-8 de 428 pages avec 87 figures dans le texte. — Prix : 11 fr. — Pour nos abonnés. . . . . 8 fr.

CHARCOT (J.-M.). **Leçons sur les maladies du foie, des voies biliaires et des reins**, faites à la Faculté de médecine de Paris, recueillies et publiées par BOURNEVILLE, SEVESTRE et BRISSAUD. Deuxième édition augmentée des LEÇONS SUR LES CONDITIONS PATHOGÉNIQUES DE L'ALBUMINURIE. Un volume in-8 de 442 pages, orné de 37 figures et de 7 planches chromo-lithographiques.— Prix : 12 fr. — Pour nos abonnés. . . . . 8 fr.

CHARCOT (J.-M.). **La médecine empirique et la médecine scientifique.** Parallèle entre les anciens et les modernes.—Leçon d'ouverture d'un cours de pathologie interne professé à l'Ecole pratique de médecine pendant le semestre d'été 1867. Brochure in-8 de 24 pages. — Prix : 50 c. — Pour nos abonnés. . . . . 35 c.

CHARCOT (J.-M.). **Note sur l'état anatomique des muscles et de la moelle épinière dans un cas de paralysie pseudo-hypertrophique.** Brochure in-8 de 13 pages. — Prix : 50 c. — Pour nos abonnés. . 35 c.

CHARCOT (J.-M.). **Leçons sur les conditions pathogéniques de l'albuminurie**, recueillies par E. BRISSAUD. Un volume in-8° de 51 pages. Paris, 1881. — Prix : 3 fr. — Pour nos abonnés . . . . 2 fr.

CHARCOT (J.-M.). **Leçons cliniques sur les maladies des vieillards et les maladies chroniques.** Un fort volume in-8 de 310 pages avec figures dans le texte et 3 planches en chromo-lithographie.— Prix : cartonné à l'anglaise : 8 fr. — Pour nos abonnés. . . . . 7 fr.

CHARCOT (J.-M.) et BOUCHARD (CH.). **Sur les variations de la température centrale qui s'observent dans certaines affections convulsives et sur la distinction qui doit être établie à ce point de vue entre les convulsions toniques et les convulsions cloniques.** Brochure in-8. — Prix : 60 cent. — Pour nos abonnés. . . . . . . 40 cent.

CHARCOT (J.-M.) et GOMBAULT. **Note sur un cas de lésions disséminées des centres nerveux observées chez une femme syphilitique.** Brochure in-8 avec planches chromo-lithog. — Prix : 1 fr. — Pour nos abonnés. . . . . 70 c.

CHARCOT (J.-M.) et GOMBAULT. **Contribution à l'étude anatomique des différentes formes de la cirrhose du foie.** Brochure in-8 de 37 pages, avec 2 pl. en chromo-lithographie, — Prix : 2 fr. — Pour nos abonnés . . . . 1 fr. 50

CHARCOT (J.-M.) et PITRES (A.). **Nouvelle contribution à l'étude des localisations motrices dans l'écorce des hémisphères du cerveau.** Brochure in-8° de 56 pages avec figures dans le texte. — Prix : 2 fr. — Pour nos abonnés. . . . . 1 fr. 35.

CHARPENTIER. *Voir* LANDOLT.

CHOUPPE (H.). **Recherches thérapeutiques et physiologiques sur l'ipéca.** Paris, 1873. Brochure in-8 de 40 pages. — Prix 1 fr. — Pour nos abonnés. . . . . 70 cent.

COHNHEIM (J.) **La tuberculose considérée au point de vue de la doctrine de l'infection.** Traduit de l'allemand par R. DE MUSGRAVE CLAY, sur une deuxième édition considérablement modifiée. Brochure in-8 de 38 p. Paris, 1882. — Prix : 1 fr. 25. — Pour nos abonnés . . 90 c.

COMBY (J.). **De l'empyème pulsatile.** Brochure in-8 de 51 pages. Paris, 1882. — Prix : 2 fr. — Pour nos abonnés . . . . 1 fr. 35

CORNILLON (J.). **Des accidents des plaies pendant la grossesse et l'état puerpéral.** Brochure in-8° de 70 pages. — Prix : 2 fr. — Pour nos abonnés. . . . . 1 fr. 35

CORNILLON (J.). **Action physiologique des alcalins dans la glycosurie.** — Prix : 60 cent. — Pour nos abonnés. . . . . 40 cent.

CORNILLON (J.). **De la contracture uréthrale dans les rétrécissements périnéens.** Brochure in-8 de 60 pages. — Prix : 1 fr. 50. — Pour nos abonnés . . . . 1 fr. 70.

CORNILLON (J.). **La folie des grandeurs.** In-8 de 60 pages. 2 fr. 50. — Pour nos abonnés. . . . . 1 fr. 70.

CORNILLON (J.). **Rapports du diabète avec l'arthritis et de la dyspepsie avec les maladies constitutionnelles.** Un vol. in-8 de 48 pages Paris, 1878. — Prix : 1 fr. 50. — Pour nos abonnés. . . . . 1 fr.

COTARD **Du délire des négations.** Brochure in-8° de 28 pages. — Prix : 75 c. — Pour nos abonnés. . . . . 50 c.

COTTIN. *Voir* DUPLAY.

COULBAULT (G.). **Des lésions de la corne d'Ammon dans l'épilepsie.** Brochure in-8° de 65 pages. Paris, 1881. — Prix : 2 fr. — Pour nos abonnés . . . . 1 fr. 35

CUFFER. **Des causes qui peuvent modifier les bruits de souffle intra et extra-cardiaques, et en particulier de leurs modifications sous l'influence des changements de la position des malades.** Valeur séméiologique de ces modifications. — Prix : 1 fr. 50. — Pour nos abonnés. . . . . 1 fr

DAGONET (H.). **Inauguration des cours de l'Ecole professionnelle d'infirmiers et d'infirmières sous la présidence de M. Floquet.** Leçon d'ouverture faite à l'asile Sainte-Anne le 9 février 1882. Brochure in-8° de 15 pages. — Prix : 50 c. — Pour nos abonnés. . . . . . 35 c.

DAGONET (H.). **Des réformes à introduire dans la loi de juin 1838 et les asiles d'aliénés.** Brochure in-8° de 32 pages. Paris, 1882. — Prix : 1 fr. — Pour nos abonnés. . . . . 70 c.

DAGONET. **Une enquête à l'asile Sainte-Anne.** Brochure in-8° de 16 pages. Paris, 1881. — Prix : 50 c. — Pour nos abonnés. . . . 35 c.

DANILLO. **Recherches cliniques sur la fréquence des maladies sexuelles chez les aliénées**; brochure in-8 de 20 pages. — Prix, 75 c. — Pour nos abonnés. . . . . 50 c.

DAREMBERG (G.). **Les méthodes de la chimie médicale.** In-8 de 19 pages. — Prix : 60 cent. — Pour nos abonnés. . . . . 40 cent.

DEBOVE (M.) **Notes sur la méningite spinale tuberculeuse, sur l'hémiplégie saturnine et l'hémianesthésie d'origine alcoolique.** Une brochure in-8° de 24 pages avec deux figures. — Prix 75 cent. — Pour nos abonnés. . . . . 50 cent.

DEBOVE (M.) **Notes sur l'emploi des aimants dans les hémianesthésies liées à une affection cérébrale ou à l'hystérie.** Brochure in-8. — Prix : 50 cent. — Pour nos abonnés. . . . . 25 cent.

DEBOVE (M.). **Contribution à l'étude des arthropathies tabétiques.** Brochure in-8° de 16 pages. Paris, 1881. — Prix : 75 c. — Pour nos abonnés . . . . 50 c.

DEBOVE (M.) et BOUDET de PARIS. **Recherches sur la pathogénie des**

tremblements. Brochure in-8° de 24 pages. Paris, 1881. — Prix : 1 fr. — Pour nos abonnés . . . . 70 c.

DEBOVE et BOUDET DE PARIS. **Recherches sur l'incoordination motrice chez les ataxiques.** Brochure in-8° de 16 pages.— Prix : 60 c.— Pour nos abonnés. . . . . 40 cent.

DEBOVE, *Voir* LIOUVILLE.

DEHENNE (A.). **Note sur une cause peu connue de l'érysipèle.** Paris. 1874. Brochure in-8.— Prix : 0 fr. 50. — Pour nos abonnés. . 35 cent.

DÉJERINE (J). **Recherches sur les lésions du système nerveux dans la paralysie ascendante aiguë.** Un volume in-8 de 66 pages. — Paris 1879.— Prix : 2 fr. — Pour nos abonnés. . . . . 1 fr. 50.

DELASIAUVE. **De la clinique à domicile et de l'enseignement qui s'y rattache, dans ses rapports avec l'Assistance publique.** Paris, 1877, Brochure in-8 de 16 p.— Prix : 50 c.— Pour nos abonnés 35 cent.

DELASIAUVE. **Du double caractère des phénomènes psychiques.** Prix : 50 cent. — Pour nos abonnés . . . . 35 cent.

DELASIAUVE. **Classification des maladies mentales ayant pour double base la psychologie et la clinique.** Paris, 1877. In-8 de 24 pages. — Prix, pour nos abonnés. 50 cent.

DELASIAUVE. **Traité de l'épilepsie.** Un gros volume in-8 de 560 pages. — Prix : 3 fr. 50. — Pour nos abonnés. . . . . 2 fr. 50.

DELASIAUVE (J.). **Journal de médecine mentale,** résumant au point de vue médico-psychologique, hygiénique, thérapeutique et légal, toutes les questions relatives à la folie, aux névroses convulsives et aux défectuosités intellectuelles et morales, à l'usage des médecins praticiens, des étudiants en médecine, des jurisconsultes, des administrateurs et des personnes qui se consacrent à l'enseignement. Dix volumes (1860-1870). — Prix : 50 fr. — Pour nos abonnés. . . . . 40 fr.

DELASIAUVE. **Classification des folies.** Discussion à propos d'une prétendue monomanie religieuse. Brochure in-8° de 31 pages. Paris, 1882. — Prix : 1 fr. 25. — Pour nos abonnés. . . . . 90 c.

DELASIAUVE. **Distribution des prix à l'École des enfants idiots et épileptiques de la Salpêtrière.** (Discours). Brochure in-8° de 7 pages. — Prix : 30 c. — Pour nos abonnés . . . . 20 c.

DRANSART (H.-N). **Contribution à l'anatomie et à la physiologie pathologiques des tumeurs urineuses et des abcès urineux.** Brochure in-8 de 32 pages avec 1 figure.— Prix : 70 cent.— Pour nos abonnés. . . . . 40 cent.

DU BASTY. **De la piqûre des hyménoptères porte-aiguillon.** Gr. in-8 de 48 pages.— Prix 1 fr. 25. — Pour nos abonnés . . . . . . 85 cent.

DUBRISAY (J.). **De la réorganisation des services d'accouchements dans les hôpitaux et chez les sages-femmes agréées.** Brochure in-8° de 28 pages. — Prix : 75 c. — Pour nos abonnés. . . . . 50 c.

DUGUET et VEIL. **Lymphadénome de la rate** étendu au diaphragme, à la plèvre, aux poumons et aux ganglions lymphatiques, sans leucémie. Pleurésie cloisonnée. Cachexie. Brochure in-8° de 16 pages. — Prix, 60 cent.— Pour nos abonnés. . . . . 40 cent.

DUPLAY (S.). **Conférences de clinique chirurgicale,** faites aux hôpitaux de Saint-Louis et Saint-Antoine, recueillies et publiées par Duret et Marot, internes des hôpitaux. — In-8 de 180 pages. Prix : 3 fr. 50. — Pour nos abonnés. . . . . 2 fr. 50

DUPLAY (S.) **Conférences de clinique chirurgicale, faites à** l'hôpital

Saint-Louis, recueillies et publiées par E. Golay et Cottin. In-8 de 150 pages. — Prix : 3 fr. — Pour nos abonnés . . . . 2 fr.

DUPLAY (P.) et DURET (H.). **Leçons sur les périarthrites coxo-fémorales.** Maladies des bourses séreuses péri-trochantériennes et du grand trochanter simulant la coxalgie. Brochure in-8° de 18 pages. — Prix : 60 c. — Pour nos abonnés. . . . . 40 c.

DUPUY (L.-E.). **Des injections sous-cutanées d'éther sulfurique.** De leur application au traitement du choléra dans la période algide. Brochure in-8° de 50 pages. — Prix : 1 fr. 50. — Pour nos abonnés 1 fr.

DUPUY (L.-E.). **Etude sur quelques lésions du mésentère dans les hernies.** Broch. in-8 de 16 p.— Prix : 50 cent. — Pour nos abonnés 35 c.

DURAND-FARDEL (M.) **Considérations sur le caractère nosologique qu'il convient d'attribuer au rhumatisme articulaire aigu ou fièvre arthritique.** Brochure in-8 de 20 pages. — Prix : 0 fr. 75. — Pour nos abonnés . . . . 50 c.

DURET (H.). **Des contre-indications à l'anesthésie chirurgicale.** Un vol. in-8 de 280 pages.— Prix : 5 fr.— Pour nos abonnés. . . . 4 fr.

DURET (H.) **Études expérimentales et cliniques sur les traumatismes cérébraux.** Un volume in-8° de 330 pages, orné de 18 planches doubles en chromo-lithographie et lithographie, et de 39 figures sur bois intercalées dans le texte. Paris, 1878. Prix : 15 fr. — Pour nos abonnés. 10 fr.

DURET (H.). **Étude générale de la localisation dans les centres nerveux,** suivie d'une **Etude critique sur les recherches de physiologie des localisations en Allemagne.** Vol. in-8° de 236 pages.— Prix : 3 fr. — Pour nos abonnés . . . . 2 fr.

DURET (H.). **Sur la Synovite fibrineuse et ses rapports avec la tumeur blanche.** Brochure in-8 avec deux planches.— Prix : 1 fr.— Pour nos abonnés. . . . . 75 cent.

DURET (H.). *Voir* DUPLAY. FERRIER.

DUVAL (Mathias). **La corne d'Ammon.** (Morphologie et embryologie.) Brochure in-8° de 51 pages, avec 4 planches. Paris, 1882.— Prix : 2 fr. 50. — Pour nos abonnés.. . . . . 1 fr. 70

ERLITZKY (A.). **De la structure du tronc du nerf auditif.** Brochure in-8° de 20 pages avec une planche en chromo-lithographie. Paris, 1881. — Prix : 1 fr. 50. — Pour nos abonnés . . . . 1 fr.

FÉRÉ (Ch.). **Du cancer de la vessie.** Un volume in-8° de 144 pages. — Prix : 3 fr. — Pour nos abonnés . . . . 2 fr.

FÉRÉ (Ch.) **Contribution à l'étude des troubles fonctionnels de la vision par lésions cérébrales.** (Amblyopie croisée et Hémianopsie). Un vol. in-8° de 241 pages. Paris, 1882. — Prix 3 fr. 50. — Pour nos abonnés . . . . 2 fr. 50.

FÉRÉ (Ch.). **Notes pour servir à l'histoire de l'hystéro-épilepsie** (De l'amblyopie croisée et de l'hémianopsie d'origine cérébrale). Brochure in-8° de 54 pages avec fig. dans le texte. Paris, 1882. — Prix : 2 fr. — Pour nos abonnés. . . . . 1 fr. 35

FÉRÉ (Ch.). **Etude expérimentale et clinique sur quelques fractures du bassin,** Brochure in-8 de 36 pages. — Prix : 1 fr. 25 — Pour nos abonnés . . . . 1 fr.

FÉRÉ (Ch.). **Fractures par torsion de la partie inférieure du corps du fémur.** Brochure in-8° de 8 pages avec 2 figures.— Prix : 30 cent. — Pour nos abonnés. . . . . 20 cent.

FÉRÉ. (Ch.). **Note pour servir à l'histoire des luxations et des fractures du sternum.** Brochure in-8. de 16 pages. — Prix : 0 fr. 60. — Pour nos abonnés. . . . . 40 cent.

FÉRÉ (Ch.) et QUERMONNE (L.). **Contribution à l'histoire des phénomènes simulés ou provoqués chez les hystériques.** (Craquements articulaires et synoviaux). Brochure in-8° de 7 pages. Paris, 1882. — Prix : 40 c. — Pour nos abonnés . . . . 30 c.

FÉRÉ. *Voir* GUYON.

FERRIER. **Recherches expérimentales sur la physiologie et la pathologie cérébrales.** Traduction avec l'autorisation de l'auteur, par H. DURET. In-8 de 74 p. avec 11 fig. dans le texte.— Prix : 2 fr.— Pour nos abonnés. . . . . 1 fr. 35.

FOURNIER. (A.) **De la pseudo-paralysie générale d'origine syphilitique.** Leçons recueillies par E. Brissaud. Paris, 1878. In-8 de 24 pages. — Prix : 1 fr. — Pour nos abonnés . . . . 65 cent.

GIRALDÈS (J.-A.) **Recherches sur les kystes muqueux du sinus maxillaire.** Prix : 1 fr. 50. — Pour nos abonnés. . . . . 1 fr.

GIRALDÈS (J.-A.) **Etudes anatomiques ou recherches sur l'organisation de l'œil considéré chez l'homme et chez quelques animaux.** Paris, 1866. In-4 de 83 pages avec 7 planches. — Prix : 3 fr. 50. — Pour nos abonnés . . . . 2 fr. 50

GIRALDÈS (J.-A.) **Des luxations de la mâchoire.** In-4 de 50 pages avec 2 planches. — Prix : 2 fr. — Pour nos abonnés. . . . . 1 fr. 35

GIRALDÈS (J.-A.) **De l'anatomie appliquée aux beaux-arts.** Cours professé à l'Athénée des Beaux-Arts. Compte rendu par Mlle Lina Jaunez, Paris 1856. In-8 de 8 pages. — Prix : . . . . 50 cent.

GIRALDÈS (J.-A.) **Plan général d'un cours d'anatomie appliqué au beaux-arts.** Paris 1857. In-8 de 8 pages. — Prix : . . . . 50 cent.

GIRALDÈS (J.-A.) **Recherches anatomiques sur le corps innominé.** Paris 1861. In-8 de 12 pages avec 5 planches.— Prix : 1 fr. 50. — Pour nos abonnés. . . . . 1 fr.

GIRALDÈS (J.-A.) **De la fève de Calabar.** Note présentée au Congrès médico-chirurgical de France tenu à Rouen le 30 septembre 1863. Paris, 1864, Brochure in-8 de 8 pages avec figures. — Prix. . . . . 50 cent.

GIRALDÈS (J.-A.) **Note sur les tumeurs dermoïdes du crâne.** Paris, 1866. In-8 de 7 pages. Prix. 40 cent.

GOLAY (E.) **Des abcès douloureux des os.** Un volume in-8 de 162 pages. —Paris, 1879. — Prix : 3 fr. 50.— Pour nos abonnés . . . . . . 2 fr. 50

GOLAY. *Voir* DUPLAY.

GOMBAULT (A.). **Contribution à l'étude anatomique de la névrite parenchymateuse subaiguë ou chronique.** (Névrite segmentaire périaxile). Brochure in-8° de 46 pages, avec 2 pl. chromo-lithographiques. Paris, 1880. — Prix : 2 fr. — Pour nos abonnés. . . . . 1 fr. 35

GOMBAULT. **Etude sur la sclérose latérale amyotrophique.** Prix : 2 fr. — Pour nos abonnés. . . . . 1 fr. 35

GOMBAULT. *Voir* CHARCOT.

GUÉRARD. *Voir* BOURNEVILLE.

GUÉRIN. (A.). **Du pansement ouaté.** Résultats obtenus à l'Hôtel-Dieu pendant l'année 1876. Brochure de 24 pages. — Prix : 0 fr. 75. — Pour nos abonnés. . . . . 50 cent.

GUYON (F.) et FÉRÉ (Ch.). **Note sur l'atrophie musculaire consécutive à quelques traumatismes de la hanche.** Brochure in-8° de 14 pages. Paris, 1881. — Prix : 50 c. — Pour nos abonnés. . . . . 35 c.

HADDEN. **Du myxœdème.** Une petite plaquette in-8 de 16 pages. — Prix : 0 fr. 60. — Pour nos abonnés . . . . 40 cent.

HAYEM (G.). **Leçons cliniques sur les manifestations cardiaques de la fièvre typhoïde**, recueillies par Boudet de Pâris. In-8 de 88 pages avec 5 figures. — Prix : 2 fr. 50. — Pour les abonnés. . . . . . 1 fr. 70

HÉRAUD. (A.). **Etude diagnostique sur deux cas de syphilome bucco-lingual.** Un vol. in-8 de 34 pages. — Prix : 1 fr. 50. — Pour nos abonnés. . . . . 1 fr.

HILLAIRET. **Leçons sur les maladies de la peau.** Brochure in-8 de 31 pages. — Prix : 1 fr. — Pour nos abonnés. . . . . 70 c.

HUBLÉ (M.). **Recherches cliniques et thérapeutiques sur l'Epilepsie.** Un vol. in-8° de 190 pages. Paris, 1881. — Prix : 3 fr. 50. — Pour nos abonnés. . . . . 2 fr. 50

HUCHARD (H.). **Caractère, mœurs et état mental des hystériques.** Brochure in-8° de 39 pages. — Prix : 1 fr. 25. — Pour nos abonnés 90 c.

JOSIAS (A.). **De la fièvre typhoïde chez les personnes âgées.** Vol. in-8° de 65 pages, avec trois courbes de température. — Prix : 2 fr. — Pour nos abonnés. . . . . 1 fr. 35

KELSCH (A.). **Les affections du foie en Algérie et les Variations de l'urée.** Brochure in-8° de 32 pages. — Prix : 1 fr. — Pour nos abonnés 75 c.

KELSCH (A.) **Note pour servir à l'histoire de l'endocardite ulcéreuse.** Brochure in-8 — Prix : 0 fr. 50. — Pour nos abonnés. . 35 cent.

KELSCH et WANNEBROUCQ. **Note sur deux cas de sarcome du péritoine et du tissu cellulaire rétro-péritonéal.** Brochure in-8° de 11 p. — Prix : 50 c. — Pour nos abonnés . . . . 35 c.

KELSCH et WANNEBROUCQ. **Contribution à l'histoire des localisations cérébrales.** Brochure in-8° de 18 pages. — Prix : 50 c. — Pour nos abonnés. . . . . 35 c.

LANDOLT (E.). **Leçons sur le diagnostic des maladies des yeux**, faites à l'École pratique de la Faculté de médecine de Paris pendant le semestre d'été de 1875, recueillies par Charpentier. Paris 1877. Vol in-8 de 204 pages. — Prix : 6 fr. — Pour nos abonnés . . . . 4 fr.

LANDOUZY (L.). **De la déviation conjuguée des yeux et de la rotation de la tête par excitation ou paralysie des 6e et 11e paires, leur valeur en séméiotique encéphalique, leur importance au point de vue anatomique et physiologique, à propos d'une observation d'épilepsie hémiplégique débutant par les yeux et la tête** (Déviation et rotation conjuguées convulsives). Un volume in-8° avec une planche. — Prix : 2 fr. 50. — Pour nos abonnés . . . . 1 fr. 50.

LANDOUZY (L.). **Trois observations de rage humaine.** Réflexions. Brochure In-8 de 16 pages. — Prix : 50 cent. — Pour les abonnés. . 35 cent.

LAVERAN (A.). **Un cas de myélite aiguë.** 1876. In-8 de 13 p. . 30 cent.

LAVERAN (A). **Tuberculose aiguë des synoviales** . . . . . . 50 cent.

LELOIR. (H). **Contribution à l'étude du rhumatisme blennorrhagique.** Brochure grand in-8 de 24 pages. — Prix : 0 fr. 75. — Pour nos abonnés. . . . . 50 cent.

LELOIR (H.). **Recherches cliniques et anatomo-pathologiques sur les**

affections cutanées d'origine nerveuse. 1 vol. in-8° de 220 pages, avec 4 planches en chromo-lithographie et plusieurs figures intercalées dans le texte. — Prix : 5 fr. — Pour nos abonnés . . . . 3 fr. 50

LEROY (A.). **De l'état de mal épileptique.** Un volume in-8 de 92 pages. — Prix : 2 fr. — Pour nos abonnés. . . . . 1 fr. 25

LIOUVILLE (H.). **Contribution à l'étude de la paralysie générale progressive des aliénés.** In-8, 50 cent. — Pour nos abonnés. . . . 35 cent.

LIOUVILLE et DEBOVE. **Note sur un cas de mutisme hystérique, suivi de guérison.** Paris, 1876. In-8 . . . . 30 cent.

LIOUVILLE. *Voir* BÉHIER.

LOEWENBERG (H.). **Le furoncle de l'oreille et la furonculose.** Brochure in-8° de 47 pages. Paris, 1881. — Prix: 1 fr. 50. — Pour nos abonnés. . . . . 1 fr.

LONGUET (F.-E.-M.). **De l'influence des maladies du foie sur la marche des traumatismes.** Vol. in-8 de 124 pages. — Prix : 4 fr. — Pour nos abonnés . . . . 2 fr.

MAGNAN. **De la coexistence de plusieurs délires de nature différente chez le même aliéné.** Brochure in-8 de 20 pages.—Prix : 0. 75. — Pour nos abonnés . . . . 50 cent.

MAGNAN. **Leçons sur l'Épilepsie**, faites à l'Asile Sainte Anne, en 1881-1882, recueillies par Marcel BRIAND. Un volume in-8 de 84 pages. — Prix : 3 fr. — Pour nos abonnés. . . . . 2 fr.

Manuel de la garde-malade et de l'infirmière, publié sous la direction du Dr Bourneville, par MM. Blondeau, de Boyer, Ed. Brissaud, H. Duret, G. Maunoury, Monod, Poirier, P. Regnard, Sevestre et P. Yvon, rédacteurs du *Progrès médical*. — Ouvrage formant trois volumes in-16. — 1er volume : *Anatomie et Physiologie*, 180 pages, 8 figures. Prix : 2 fr. — 2e volume : *Pansements*, 316 pages, 60 gravures. Prix: 3 fr. 50. — 3e volume. *Administration des Médicaments*, 160 pages. Prix : 2 fr. — Pour nos abonnés, l'ouvrage complet, broché, prix . . . . 5 fr.

Nous avons fait faire un élégant cartonnage anglais pour chacun des trois volumes du Manuel. — Prix par volume 75 c., l'ouvrage complet. . 2 fr.

MARCANO (G.). **Des ulcères des jambes entretenus par une affection du cœur.** Brochure in-8.— Prix : 1 fr. 25. — Pour nos abonnés. 85 cent.

MARCANO (G.). **De l'étranglement herniaire par les anneaux de l'épiploon.** Paris, 1872. In-8 de 8 pages.— Prix. . . . . 30 cent.

MARCANO (G.). **De la psoïte traumatique**, Vol. in-8 de 160 pages.— Prix: 3 f. — Pour nos abonnés. . . . . 2 f.

MARCANO (G.). **Notes pour servir à l'histoire des kystes de la rate.**— Prix: 60 cent. — Pour nos abonnés . . . . 40 cent.

MAROT. *Voir* DUPLAY.

MARSAT (A.). **Des usages thérapeutiques du nitrite d'amyle.** In-8 de 48 pages. — Prix : 1 fr. 25. — Pour nos abonnés. . . . . . 85 cent.

MAUNOURY (G.) **Les hôpitaux-baraques et les pansements antiseptiques en Allemagne.** Paris, 1877, in-8 de 20 pages. — Prix : 1 fr. — Pour nos abonnés. . . . . 70 cent.

MAURIAC (Ch.) et VIGOUROUX (R.). **Étude sur les paralysies pseudo-syphilitiques et sur leur traitement par les æsthésiogènes.** Brochure in-8° de 31 pages. — Prix : 75 c. — Pour nos abonnés . . 50 c.

MAYOR. **Note sur un monstre du genre janiceps.** Brochure in-8° de 40 pages. Paris, 1882. — Prix : 1 fr. 25. — Pour nos abonnés. . . . 90 c.

MIERZEJEWSKI. **Contribution à l'étude des localisations cérébrales.** (Observation de porencéphalie fausse double.) Brochure in-8° de 35 pages avec 3 fig. dans le texte et 5 planches en chromo-lithographie. — Prix : 3 fr. — Pour nos abonnés. 2 fr.

MIOT (C.). **De la myringodectomie ou perforation artificielle du tympan.** In-8 de 169 pages avec 16 figures intercalées dans le texte. — Prix : 3 fr. 50. — Pour nos abonnés. . . . . 2 fr. 50

MIOT (C.) **De la Ténotomie du muscle tenseur du tympan.** Volume in-8 de 56 pages orné de 11 figures intercalées dans le texte. Paris, 1878. — Prix: 1 fr. 50. — Pour nos abonnés . . . . 1 fr.

MIOT (C.) et BARATOUX (J.). **Considérations anatomiques et physiologiques sur la trompe d'Eustache.** Brochure in-8 de 26 pages. — Prix : 1 fr. 25. — Pour nos abonnés . . . . 90 c.

MONOD (E.) **Étude clinique sur les indications de l'uréthrotomie externe.** Un volume de 168 pages, avec un tableau. — Prix : 3 fr.50. — Pour nos abonnés. . . . . 2 fr. 50

MONOD. *Voir* BRISSAUD.

MORLOT (E.) **Sur une forme grave de l'épilepsie.** Brochure in-8 de 45 pages. Paris, 1881. — Prix : 1 fr. 50. — Pour nos abonnés . . 1 fr.

ONIMUS. **Des applications chirurgicales de l'électricité.** Leçons recueillies par Bonnefoy. In-8 de 16 pages avec figures. — Prix : 0 fr. 60 c. Pour nos abonnés. . . . . 40 cent.

ORY (E.) **Maladies de la peau.** Notes de thérapeutique recueillies aux cliniques dermatologiques de M. le professeur Hardy, à l'hôpital Saint-Louis. Paris, 1877, in-8 de 40 pages. — Prix : 1 fr. — Pour nos abonnés . . . . 70 cent.

OULMONT (P.) **Etude clinique sur l'athétose.** Paris, 1878. Vol. in-8 de 116 pages avec figures. — Prix : 3 francs. — Pour nos abonnés. . . 2 fr.

PARROT. **Clinique des maladies de l'enfance.** Leçon inaugurale. Brochure in-8 de 20 pages. — Prix : 0 fr. 75. — Pour nos abonnés. 50 cent.

PARROT. **Cours d'histoire de la médecine.** Leçon d'ouverture du 21 novembre 1876. Paris, 1877. Brochure in-8 de 20 pages. — Prix : 60 c. — Pour nos abonnés . . . . 40 cent.

PATHAULT (L.) **Des propriétés physiologiques du Bromure de Camphre et de ses usages thérapeutiques.** Brochure in-8 de 48 pages. — Prix : 1 fr. 50. — Ponr nos abonnés. . . . . 1 fr.

PELTIER (G.) **De la triméthylamine et de son usage dans le traitement du rhumatisme articulaire aigu.** In-8 compacte de 34 pages. — Prix : 60 cent. — Pour nos abonnés. . . . . 40 cent.

PHILBERT (E.). **De la cure de l'obésité** aux eaux de Brides-les-Bains (Savoie). Brochure in-8 de 16 pages. — Prix : 0 fr. 60. — Pour nos abonnés. . . . . 40 cent.

PICARD (H.). **La vallée de Davos.** Brochure in-8° de 19 pages. Paris, 1882. — Prix : 60 c. — Pour nos abonnés . . . . 40 c.

PITRES (A.). — **Note sur l'état des forces chez les hémiplégiques.** Brochure in-8° de 18 pages. Paris, 1882. — Prix : 60 c. — Pour nos abonnés. . . . . 40 c.

PITRES. *Voir* CHARCOT.

POINSOT (G.). **Contribution à l'histoire clinique des tumeurs du testicule.** Brochure in-8 de 28 pages. Prix : 1 fr. — Pour nos abonnés. . . . . 70 cent.

QUEMONNE. *Voir* Féré.

QUESTIONNAIRE pour le 1er examen de doctorat. — Recueil de séries d'examens subis récemment à la Faculté de médecine de Paris, indiquant : 1° La composition du jury pour chaque série ; — 2° La préparation anatomique de chaque candidat ; — 3° Les questions orales auxquelles le candidat a du répondre ensuite ; — 4° Enfin le résultat de l'examen dans chaque série ; suivi de questions sur les accouchements, recueillies au cinquième examen de doctorat et aux examens de sage-femme. Paris, 1876. In-16 de 91 pages. — Prix : 1 fr. — Pour nos abonnés. . . . . 70 cent.

RANVIER (L.). **Leçons d'anatomie générale sur le système musculaire**, recueillies par J. Renaut. Un fort vol. orné de 99 fig. intercalées dans le texte. — Prix : 12 fr. — Pour nos abonnés . . . . 8 fr.

RANVIER (L.). **Leçon d'ouverture du cours d'anatomie générale au Collège de France.** Paris, 1876. In-8 de 16 pages. — Prix : 0 fr. 60. — Pour nos abonnés. . . . . 40 cent.

RAYMOND (F.). **Etude anatomique, physiologique et clinique sur l'hémichorée, l'hémianesthésie et les tremblements symptomatiques.** Vol. in-8 de 140 pages avec figures dans le texte et 3 planches. — Prix : 3 fr. 50 — Pour nos abonnés . . . . 2 fr. 50.

RAYMOND. **De la puerpéralité.** Volume in-8° de 258 pages. Paris, 1880. — Prix : 5 fr. — Pour nos abonnés . . . . 4 fr.

RECLUS (P.). **De l'épithélioma térébrant du maxillaire supérieur.** Paris, 1876. In-8 de 4 pages. — Prix. . . . . 20 cent.

RECLUS (P.). **Les hyperostoses consécutives aux ulcères rebelles de la jambe.** Brochure in-8 de 24 pages. — Prix : 0 fr. 75. — Pour nos abonnés. . . . . 50 cent.

RECLUS. (P.) **Des mesures propres à ménager le sang pendant les opérations chirurgicales.** Un vol in-8 de 144 pages. — Prix : 3 fr. 50. — Pour nos abonnés . . . . 2 fr. 50

RECLUS (P.). **Des ophthalmies sympathiques.** Un fort volume in-8 de 210 pages. — Prix : 5 fr. — Pour nos abonnés. . . . . 4 fr.

RECLUS (P.). **Du tubercule du testicule et de l'orchite tuberculeuse.** Vol. in-8 de 212 pages avec 5 planches en chromo-lithographie. — Prix : 5 fr. — Pour nos abonnés. . . . . 4 . fr.

RECLUS (P.). **La fontaine d'Ahusquy**, brochure in-8 de 30 pages. — Prix. 1 fr. — Pour nos abonnés. 70 cent.

REGNARD (P.). **Recherches expérimentales sur les variations pathologiques des combustions respiratoires.** Un fort volume in-8 de 394 pages, enrichi de 100 gravures dans le texte. — Paris, 1879. — Prix : 10 fr. — Pour nos abonnés. . . . . 7 fr.

REGNARD. *Voir* Bourneville.

RENAUT (J.). **Note sur la structure des glandes à mucus du duodénum (glandes de Brunner).** Brochure in-8 de 8 pages. — Prix 40 c. — Pour nos abonnés. . . . . 30 cent.

RENAUT. *Voir* Ranvier.

RIBEMONT (A.). **Recherches sur l'insufflation des nouveau-nés et description d'un nouveau tube laryngien.** Un volume in-8 de 40 pages et 8 planches. — Paris, 1878. — Prix : 3 fr. 50. — Pour nos abonnés . . . . 2 fr. 50.

RICHER (P.). **Feuilles d'autopsie pour l'étude des localisations cérébrales.** — Hospice de la Salpêtrière. — Service de M. le professeur Charcot. (Deuxième édition). — Grand placard de 8 pages, avec 20 fig. — Paris, 1881. — Prix : 75 c. — Pour nos abonnés . . . . 60 c.

RIDEL SAILLARD (G.). **De la cachexie pachydermique** (myxœdème des auteurs anglais). In-8° de 74 pages avec deux figures photographiques hors texte, Paris, 1881. — Prix : 2 fr. — Pour nos abonnés. . . 1 fr. 35

ROQUE (L.). **Des dégénérescences héréditaires produites par l'intoxication saturnine lente.** Brochure in-32 de 15 pages. — Prix : 50 c. — Pour nos abonnés. 35 c.

ROSAPELLY (Ch. L.) **Recherches théoriques et expérimentales sur les causes et le mécanisme de la circulation du foie.** Un volume in-8 de 76 pages orné de 24 figures. — Prix : 3 fr. — Pour nos abonnés. . . . . 2 fr.

ROUX (G.-L.). **Traitement de l'épilepsie et de la manie, par le bromure d'éthyle.** Brochure in-8° de 54 pages. Paris, 1882.— Prix : 2 fr.— Pour nos abonnés. . . . . 1 fr. 35.

SADRAIN (G.). **Étude sur le traitement des attaques d'hystérie et des accès d'épilepsie.** Brochure in-8° de 55 pages. — Prix : 1 fr. 75.— Pour nos abonnés. . . . . 1 fr. 20

SAINT-GERMAIN (de). **De la trachéotomie.** Brochure in-8° de 31 pages. Paris, 1882. — Prix : 1 fr. — Pour nos abonnés. . . . . 70 c.

SEGLAS. **De l'influence des maladies intercurrentes sur la marche de l'épilepsie.** Un vol. in-8 de 60 pages. Paris, 1881. — Prix : 2 fr. — Pour nos abonnés. . . . . 1 fr. 35

SEGOND. (P.). **Note sur une observation de kyste hydatique** développé dans l'épaisseur du muscle grand pectoral. Brochure de 8 pages. — Prix : 0 fr. 40. — Pour nos abonnés. . . . . 30 cent.

SEGOND. (P.). **Recherches cliniques et expérimentales sur les épanchements sanguins du genou par entorse.** Volume in-8 de 85 pages. — Prix : 2 fr. — Pour nos abonnés . . . . 1 fr. 50

SEGUIN (E. C.). **Medical mathematism.** Brochure in-8° de 18 pages. — Prix : 60 cent. — Pour nos abonnés . . . . 40 cent.

SEGUIN (E.-C). **Registre memento** d'observations, pour conserver toutes les observations faites au lit du malade. Paris, 1878. — Prix. 60 cent.

SEVESTRE. *Voir* CHARCOT.

SIGERSON. **Note sur la paralysie vaso-motrice généralisée des membres supérieurs.** Brochure in-8 de 19 pages. — Prix : 60 c.— Pour nos abonnés. . . . . 40 c.

SIMON (J.). **Conférences cliniques et thérapeutiques sur les maladies des enfants** (2e édition). Un beau volume in-8° de 340 pages. — Prix : 8 fr. — Pour nos abonnés, ... 6 fr.

SINÉTY (de). **Des inflammations qui se développent au voisinage de l'utérus considérées surtout dans leurs formes bénignes.** Brochure in-8° de 16 pages. — Prix : 50 c. — Pour nos abonnés . . . . . 35 c.

STRAUS (F.). **Des ecchymoses tabétiques à la suite des crises de douleurs fulgurantes.** Brochure in-8° de 31 pages. Paris, 1881. — Prix : 1 fr. — Pour nos abonnés . . . . 70 c.

STRAUS. *Voir* BÉHIER.

TABOUET. (L.) **Etude sur le traitement des abcès sous-périostiques aigus de l'adolescence.** Un vol. in-8 de 44 pages. — Prix : 1 fr. 50. — Pour nos abonnés . . . . 1 fr.

TARNIER. **De l'influence du régime lacté dans l'albuminurie des femmes enceintes et de son indication.** — Prix. . . . . . 50 cent.

TAUBER (A.). **De l'amputation ostéoplastique de la jambe.** Brochure in-8° de 28 pages. — Prix : 75 cent.— Pour nos abonnés . . . . . 50 c.

TEINTURIER (E.). **Les Skoptzy,** étude médico-légale sur une secte religieuse russe dont les adeptes pratiquent la castration. — Un joli volume in-12 orné de gravures représentant les différents modes de castration employés par ces fanatiques. — Prix : 1 fr. 50. — Pour nos abonnés. . . 1 fr.

TEINTURIER. *Voir* BOURNEVILLE.

THAON (L.). **Recherches cliniques et anatomo-pathologiques sur la tuberculose.** Grand in-8 de 112 pages, avec 2 planches en chromo-lithographie. — Prix : 4 fr. 50. — Pour nos abonnés . . . . 3 fr.

THAON (L.). **Clinique climatologique des maladies chroniques.** — 1er fascicule : *phtisie pulmonaire.* Un volume grand in-8 de 164 pages, avec 2 planches de tracés de température. Paris, 1877. — Prix : 4 fr. — Pour nos abonnés . . . . 2 fr. 75

TERRILLON. **Contribution à l'étude des gommes syphilitiques du testicule.** Brochure in-8 de 8 pages. — Prix : 0 fr. 40. — Pour nos abonnés . . . . 30 cent.

TERRILLON. **Des troubles de la menstruation après les lésions chirurgicales ou traumatiques.** Brochure in-8 de 22 pages, 60 cent. — Pour nos abonnés. . . . . 40 cent.

TERRILLON. **Excroissances polypeuses de l'uréthre symptomatiques de la tuberculisation des organes urinaires chez la femme.** Brochure in-8 de 24 pages. — Prix : 0 fr. 75. — Pour nos abonnés. 50 cent.

TERRILLON. **Mémoire sur la rupture traumatique des parties internes du cœur avec ou sans lésions correspondantes des parois.** Brochure in-8 de 16 pages.— Prix : 0 fr. 60.— Pour nos abonnés. 40 c.

TROISIER (E.). **Note sur un cas d'encéphalopathie syphilitique précoce.** Brochure in-8 de 8 pages. — Prix : 0 fr. 40. — Pour nos abonnés. . . . . 30 cent.

TURNER (E.). **Histoire de la circulation du sang** par Flourens. — André Césalpin. Brochure in-8 de 16 pages.—Prix : 0 fr. 75.— Pour nos abonnés. . . . . 40 cent.

TURNER (E.). **Remarques au sujet de la lecture faite à l'Académie par M. Chéreau** le 15 juillet 1879. Brochure in-8 de 16 pages. — Prix : 60 c. — Pour nos abonnés . . . . 40 cent.

VIDAL. **Du pityriasis,** leçon recueillie et rédigée par de BEURMANN. In-8 de 20 pages. — Prix : 0 fr. 75. — Pour nos abonnés . . . . . 50 cent.

VIGOUROUX (R.). **Métalloscopie, métallothérapie, æsthésiogènes.** Brochure in-8° de 72 pages. Paris, 1882. — Prix : 3 fr. — Pour nos abonnés . . . . 2 fr.

VIGOUROUX. *Voir* MAURIAC.

VILLARD (F.). **De l'aphasie ou perte de la parole et de la localisation du langage articulé,** par le Dr BATMAN, traduit de l'anglais par F. Villard. Un volume in-8 de 128 pages. Paris, 1870. Prix : 2 fr. — Pour nos abonnés. . . . . 1 fr. 25.

VILLARD (F.). **Notice hygiénique et médicale sur l'Attique.** Brochure in-8 de 30 pages. — Prix : 1 fr. — Pour nos abonnés. . . . . 70 cent.

WANNEBROUCQ. *Voir* KELSCH.

PARIS. — IMP. V. GOUPY ET JOURDAN, RUE DE RENNES, 71.

www.ingramcontent.com/pod-product-compliance
Ingram Content Group UK Ltd.
Pitfield, Milton Keynes, MK11 3LW, UK
UKHW021946260726
13994UKWH00004B/1563

9 782329 150734